高医生说肿瘤：误区与真相

高文斌　邱传旭　张　慧　齐天伟　著

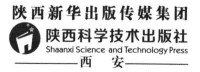

陕西新华出版传媒集团

陕西科学技术出版社

Shaanxi Science and Technology Press

————西　安————

图书在版编目（CIP）数据

高医生说肿瘤：误区与真相/高文斌等著. —西安：
陕西科学技术出版社，2021.10
ISBN 978 - 7 - 5369 - 8159 - 1

Ⅰ. ①高… Ⅱ. ①高… Ⅲ. ①肿瘤—诊疗 Ⅳ. ①R73

中国版本图书馆 CIP 数据核字（2021）第 133579 号

高医生说肿瘤：误区与真相

GAOYISHENG SHUO ZHONGLIU：WUQU YU ZHENXIANG

高文斌　邱传旭　张　慧　齐天伟　著

策　　划	宋宇虎	
责任编辑	闫彦敬　都亚琳	
封面设计	曾　珂	

出 版 者　陕西新华出版传媒集团　陕西科学技术出版社
　　　　　　西安市曲江新区登高路 1388 号陕西新华出版传媒产业大厦 B 座
　　　　　　电话（029）81205187　传真（029）81205155　邮编 710061
　　　　　　http：//www.snstp.com

发 行 者　陕西新华出版传媒集团　陕西科学技术出版社
　　　　　　电话（029）81205180　81206809

印　　刷　西安五星印刷有限公司

规　　格　787mm×1092mm　16 开

印　　张　9.5

字　　数　180 千字

版　　次　2021 年 10 月第 1 版
　　　　　　2021 年 10 月第 1 次印刷

书　　号　ISBN 978 - 7 - 5369 - 8159 - 1

定　　价　38.00 元

编者介绍

高文斌，教授，医学博士，肿瘤内科主任医师，硕士研究生导师，博士后指导导师，深圳市罗湖医院集团罗湖人民医院、深圳大学第三附属医院肿瘤内科主任。主要从事肿瘤内科基础与临床诊疗研究工作，关注于血管靶向药物浆膜腔膜血管微环境研究。兼任中国药理学会药源性疾病专委会、中国医促会循证医学专委会全国委员，广东省医学会化疗专委会委员，中国肿瘤防治联盟深圳市肿瘤代谢与支持治疗专委会主任委员等职。多家肿瘤学杂志编委，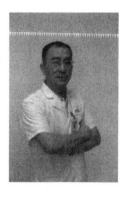特约审稿专家。主持或参与国家自然科学基金项目，省、市级科研项目，横向科研项目 20 余项，获得政府科技进步奖 10 余项。主编、副主编医学著作 9 部，发表医学论文 140 余篇，SCI 论文 21 篇，指导研究生 16 名。

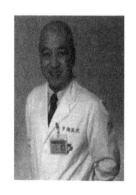邱传旭，副主任医师，2020 年全国"敬老爱老助老模范人物"，现任深圳市罗湖区人民医院老年病分院院长，兼任广东省保健协会老年性痴呆医养融合分会副主任委员，深圳市社会福利协会副会长，中国肿瘤防治联盟深圳市肿瘤代谢与营养专业委员会副主任委员，深圳市医防融合老年病学项目专家组副组长，深圳市健康管理协会肿瘤多学科（MDT）防治专业委员会委员等。带领医院 2 次入选"国家医养结合典型经验"，牵头制定深圳市地方标准 2 部，并荣获深圳市科学技术奖标准奖及深圳市全科医学创新发展籍杜鹃奖。

张慧，深圳市罗湖区人民医院营养科副主任，临床营养专业副主任医师，注册营养师。毕业于中山医科大学医学营养系，从事临床营养工作20余年，对各种疾病的营养治疗有丰富的临床经验。擅长肥胖症减重治疗，肿瘤患者的营养支持以及糖尿病、冠心病、脂肪肝、痛风等疾病的营养治疗。兼任广东省营养学会理事、广东省营养学会临床营养分会委员、广东省女医师协会营养健康专业委员会常委、广东省家庭医生协会营养学分会常委、中国肿瘤防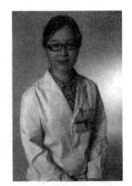治联盟深圳市肿瘤代谢与营养专业委员会副主任委员、深圳市医师协会营养医师分会第一届理事会常务理事、深圳市中西医结合学会肥胖与体重管理专业委员会委员等。

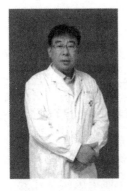齐天伟，医学硕士，胸外科副主任医师，深圳市罗湖区人民医院，深圳大学第三附属医院胸外科科主任。兼任深圳市医学会微创专业委员会委员，深圳市医师学会胸外科分会常委，深圳市医学会胸外科分会委员、食管学组副组长，深圳市抗癌协会肺癌专业委员会委员。长期从事胸外科临床与应用基础研究工作20余年，始终致力于胸部疾病和胸部肿瘤疾病的微创手术诊疗，涵盖肺癌、食管癌、纵隔肿瘤、肺部感染性疾病等多个病种。擅长肺部小结节的诊断和微创手术，在食管癌切除方面成功率非常高。在手术指征的把握、手术方式的选择以及围手术期管理等方面具有丰富的临床经验。

序 一

随着社会的发展，恶性肿瘤已经成为严重威胁广大人民群众生命安全的第一位疾病。与之相对应，近些年来，肿瘤学诊疗技术也在不断地发展，恶性肿瘤的诊疗手段也发生了明显的改变，包括抗肿瘤靶向药物、免疫治疗等技术已经成为肿瘤治疗的主要内容。广大人民群众对医疗健康有了更高、更新的期盼和要求。由于肿瘤知识水平掌握的不对等，很多老百姓对于肿瘤的诊疗存在误区和诊疗盲目，尤其是对于这些新的检查手段，治疗用药更加是无所适从。部分患者甚至出现了因为诊疗知识的缺乏而上当受骗，贻误治疗，造成患者诊疗中受伤害等情况。而在医疗规划和医学临床诊疗中，医院越建越大，床位越扩越多，疾病越治越忙也成为一种怪现象。就如何有效地破解这些医疗体制上的顽疾，转变医疗诊疗上的观念，自 2015 年始，深圳市罗湖区在全国率先进行"基层医疗集团"改革探索，推动医疗卫生服务向"以基层为重点""以健康为中心"的转变，努力构建让居民"少生病、少住院、少负担、看好病"的区域医疗卫生服务共同体。"罗湖模式"创造的医联体建设独特经验，也成为国家医改典型案例。这样的医改尝试就是为了从疾病诊疗模式上，改变目前医院、医生重治病、轻预防的局面。

进入新时代，罗湖医院集团的肿瘤学科，以及临床一线医务人员改变工作作风，针对辖区内百姓的实际需求，针对临床诊疗患者的实际需要，开展了一系列的肿瘤学科普教育活动。他们利用纸媒、互联网、线下课程、义诊等多种手段开展各种肿瘤科普宣传活动，同时配合罗湖区政府实施了"女性两癌筛查""罗湖区老年肺癌筛查"等活动，为社区百姓普及健康知识，其目的就是要早期发现恶性肿瘤，争取使罗湖区的百姓不患中晚期恶性肿瘤。经过几年的努力，目前已经初见成效。正是因为有了这些工作，使得集团的办医理念发生了很大的改变，也使得患者就医满意度、医疗服务能力和医务人员收入均有所提升。促进医疗服务供给模式从以"疾病为中心"向以"健康为中心"转变，真正意义地探索出一套让居民少生病、少住院、少负担的医疗服务新模式，分级诊疗也水到渠成。

随着临床肿瘤学的不断发展，很多的基础知识、临床诊疗措施、肿瘤康复也成为当前临床工作者最为关注的焦点，也是老百姓就诊亟待解决的问题。本书正是基于此点，以恶性肿瘤诊疗中的相关问题、知识、诊疗误区为话题，用老百姓的语言包装那些专业的医学知识，把临床诊疗中的问题介绍给大家，提高百姓对于医疗知识的理解和知晓度。以我院肿瘤内科高文斌主任为首的一些中青年专家，将专业知识平民化、科普化，更加注重患者的临床诊疗服务使用，并联合编写出版了《高医生说肿瘤：误区与真相》，此部科普书籍的出版，相信可以进一步地传播健康生活方式，介绍肿瘤诊疗知识，说明疾病诊疗过程中的真相，澄清诊疗过程中的误区和错误观念，真正做到传播健康知识，做谣言的粉碎机。

深圳罗湖医院集团罗湖人民医院院长
深圳大学第三附属医院院长孙喜琢
2021 年 6 月

序　二

　　"人民健康是社会文明进步的基础，是民族昌盛和国家富强的重要标志。"习近平总书记在看望参加全国政协十三届四次会议的医药卫生界、教育界委员并参加联组会时强调，要把保障人民健康放在优先发展的战略位置，聚焦影响人民生活健康的重大疾病和主要问题，加快实施健康中国行动，织牢国家公共卫生防护网。科学防治需要相信科学、依靠科学、尊重科学。因此，我们要传播科学思想，引导科学认识，把预防疾病的科普知识宣传下沉到社区和网上空间，以提高人民群众的科学素质，增强识别能力，科学预防疾病。

　　中国农工民主党作为以医药卫生等领域高中级知识分子为主的参政党，是中国共产党领导的多党合作和政治协商制度中，同中国共产党通力合作的亲密友党。农工党各级组织和党员立足自身特点和界别优势，围绕中心、服务大局，坚持把发展作为参政议政的第一要务，认真履行参政党职能，努力推进健康中国和美丽中国建设，为推动改革发展、促进社会和谐、增进民生福祉，发挥了重要作用。

　　农工党深圳罗湖区总支部充分发挥我们的界别优势，积极组织农工党党员实施各种形式的市民健康系列讲座、健康科普、健康教育直播和健康义诊等工作。把医药、卫生、健康知识和理念送到罗湖区的每一个社区，积极并有针对性地把医学、医药专家送到社区群众身边，为社区居民传递健康知识并进行健康指导，真正意义上实现了"健康社区"的目标。在这些活动中，涌现出一大批优秀的党员，受到了社区群众的夸奖与认可。这些情况既反映出罗湖区广大社区群众对健康知识的渴求，也是农工党罗湖区总支部开展"健康社区"系列活动的目的和初心。

近些年来，恶性肿瘤在疾病诊疗上取得了明显的进步，已经使得恶性肿瘤的治疗与管理逐步等同于一种慢性病来对待。虽然恶性肿瘤的治疗取得了长足的发展，但不容忽视的现实是恶性肿瘤的诊断、治疗也充满着乱象，尤其是表现在恶性肿瘤诊疗信息与水平的参差不齐；在肿瘤的预防、诊疗、随诊等方面也存在很多的错误的知识、理念和常识，社区群众在日常生活和诊疗中时常会踩中各种"雷"。农工党党员、深圳市委会人口资源工作委员会委员、深圳市罗湖医院集团肿瘤内科主任高文斌教授利用自己的专业所长，从社区群众的实际生活出发，采用生动、活泼、翔实的内容，在日常工作之余，利用网络、新媒体、社区授课、义诊等多种手段，为深圳市、罗湖区的社区群众介绍了很多日常生活中一些常见的肿瘤发病原因，以及各种防癌的措施，还介绍了日常生活中常见的习惯、意识、理念等方面的误区。近期，我欣闻他又将这些内容汇集成《高医生说肿瘤：误区与真相》一书，以一个文案介绍一个知识点的形式进行介绍。本书以抗肿瘤诊疗过程中的案例、知识点为主要引导，介绍肿瘤诊疗中的预防、诊断、治疗、不良反应防治等相关内容，同时介绍肿瘤诊疗的新技术、新手段、新方法，澄清既往诊疗中的误区、错误观念，使得肿瘤诊疗最大限度地规范化。相信这部科普书可以真正意义上达到"传播健康生活方式，介绍肿瘤诊疗知识，揭示真相澄清误区，传递健康粉碎谣言"的目的。

中国农工民主党深圳市委会副主委

罗湖区总支部主委肖敏静

2021 年 6 月

前　言

　　恶性肿瘤是近年来严重威胁我国乃至全球人民生命健康的主要疾患之一，其发病率、病死率也是逐年升高，并居于人类致死性病因的第一位。随着科学技术的发展，肿瘤学基础和临床诊疗技术也在不断地发展，恶性肿瘤的诊疗手段也发生了明显的改变，包括抗肿瘤性靶向药物、免疫治疗等新技术、新药物已经成为肿瘤治疗的主要内容。但是，由于肿瘤知识水平掌握的不对等，很多老百姓对于肿瘤的诊疗存在各种各样的误区和诊疗盲目，尤其是对于这些新的检查手段，治疗用药更加是无所适从。偏听偏信、上当受骗、贻误治疗事件时有发生。本书正是基于此点，以恶性肿瘤诊疗中的相关问题、知识、诊疗误区为话题，用老百姓的语言包装那些专业的医学知识，把临床诊疗中的问题介绍给大家，提高百姓对于医疗知识的理解和知晓度。在本书籍的编写过程中，我们依据权威教科书，并查阅大量的国内外医药专业文献，将专业知识平民化、科普化，更加注重患者的临床诊疗使用。用老百姓的语言讲临床肿瘤诊疗中的故事，在故事中介绍肿瘤诊疗的知识和注意事项，传播肿瘤诊疗的正规知识。与之同时，我们力争使用简洁的语言，简要介绍恶性肿瘤病因、发病机制和临床诊疗上的基本原则。以文案的形式介绍相关的知识点，做到简短地说明问题。针对目前肿瘤治疗中的常用技术、药物，进行系统的介绍，重点教会大家识别肿瘤药物的不良反应、诊疗误区，从而很好地服务于临床和方便患者的诊疗。

　　自己作为一名从事临床肿瘤学诊疗工作的医生已经快 26 年了，从医学院校毕业到今天，此间我已经主编、副主编、参编了 9 部医学专业论著。唯不敢触及的就是科普书籍的编写，这也是深知自己能力大小的主要原因。在我的记忆里始终不能忘记那个年轻时候的经历：记得还是刚毕业的时候，自己被分配去大连市肿瘤医院肿瘤介入科工作，那时候很多人根本就不知道什么是介入治疗科，什么是介入治疗。于是，我写了一篇科普稿子交给时任科教科科长的苗延凤老师，希望作为宣传稿在院内外宣传使用。几天后，科长让我再去，映入眼帘的稿子已经被修改得面目全非，题目也变成了"医院里的特种部队——介入医学"，原来，这才是医学科普。此后的日子里，时常得到苗科长的鼓励和指引，自己走上了勤于笔耕之路。选择是自己，坚定是导师，延伸靠的是热爱，无怨无悔。自己也是时常感慨：人生中会遇见很多人，有的人会让你记忆一生。今天，我也成了您，并沿袭着您的言传身教指导我的学生。我也希望用这本科普书，连同这份对您的感激献给我的老科长。

本书在编写过程中，得到深圳市罗湖医疗集团、罗湖人民医院总院长孙喜琢教授，中国农工民主党深圳市委会副主委、罗湖区总支部主委肖敏静女士的关心和指导，并且亲自为本书作序，在此也深表感谢。同时也感谢我的妻子、儿子，我的成功之路，始终有你们的支持和鼓励，有你们在身边真好。

本书在出版过程中，受到深圳市第四批引进高层次医学团队"医疗卫生三名工程"项目和中国农工民主党深圳市罗湖区总支部2021年"健康社区"项目的资助，在此一并表示感谢。

高文斌

2021年5月于广东深圳

目　录

第二章　肿瘤的诊断

第三章　肿瘤的治疗

第一章

肿瘤的病因与预防

1. 恶性肿瘤的特点，其实我们对于肿瘤的了解还不够

最近，一位老患者找到了我，一本正经地带着笔和本子，和我预约 30 分钟时间，想询问一些与肿瘤相关的知识："高大夫，你说恶性肿瘤怎么这么难治，它有什么特点？"

待我刚刚和她说起肿瘤其实是一种基因疾病的时候，她又对我提出了新的要求，问我能不能用最通俗的话来介绍，最好是不要说一些他们听不懂的基因什么的。面对着这样的要求，我也是真切地感受到了肿瘤科普知识的重要性，以及老百姓迫切希望对于疾病的发生、发展、诊断、治疗等内容的知晓心愿。

说到恶性肿瘤的特点，我们首先需要知道恶性肿瘤是怎么来的。其实，恶性肿瘤的发生都是在机体正常细胞的基础上发生的，这些细胞由于受到一系列导致肿瘤发生原因的作用、影响，使得这些细胞的性质或者说是本质发生了改变。这好比是一个孩子，可能是由于其自身的原因，也可能是在一个不好的学习、工作、生活的环境中变坏了，变成了一个熊孩子，接着又进一步地作恶，最终变成了一个不可救药的大坏蛋的过程。在这样一个过程中，肿瘤细胞的恶变就是机体的某一部分组织、细胞出现了不正常的增生、恶变，再逐渐形成了一个新生物，一般来说，肿瘤最为常见的表现就是形成肿块，当然，恶性肿瘤也有其他的表现形式，比如血液系统的恶性肿瘤等。应该说，肿瘤并非是一种单纯性的疾病，而是一组以失控性生长和异常细胞播散为特征的疾病。这样的肿瘤细胞在其生长的过程中，不像正常的细胞那样，其生长、增殖和生存过程是不受机体神经、组织、各种信号调控的，或者说它的生长完全不受调控，完全自主。也正是因为如此，这样的细胞也不能执行和它原来细胞相对应的功能和生物学行为。肿瘤细胞的这样一个特征，刚好也是反映了肿瘤细胞与其相应的正常细胞之间的分化成熟、细胞的生理功能之间的差异，也就是病理报告中所说的肿瘤细胞的分化程度，或者成熟细胞状态的描述。肿瘤细胞的分化程度越高，也就提示肿瘤细胞的形态、功能等越与原始组织相似、相近，肿瘤的恶性程度相对也就越低。反之，那些低分化癌或者未分化癌则是恶性程度高的肿瘤。此外，恶性肿瘤细胞还具有一个突出的特点就是转移，它能够离开原始生长的部位，直接生长侵入到邻近正常的组织和器官，也能从原发灶通过血液或淋巴循环等途径转移到远处的组织、器官，在远隔的部位形成转移性的新的转移病灶。如此说来，肿瘤细胞、组织的无序性生长，肿瘤血管的不断新生和肿

瘤无限复制、转移能力使得肿瘤不断生长、增殖。这些就成了恶性肿瘤的一些基本特点。

说了这么多，其实，这些还仅仅是恶性肿瘤的一些最为基本的生物学特点，这些年来，随着科学技术的发展，人们对于肿瘤的认识已经有了深刻的了解，并且在不断的了解中发现了应对恶性肿瘤的诊断、治疗措施。很多的诊疗措施在临床上已经获得了极大的治疗进步，使得肿瘤患者的生存期明显延长。尽管如此，人们对于恶性肿瘤的研究已经很深入了，但是，肿瘤真的是一个很狡猾的家伙，也是一个很聪明的家伙，它也在其生存、发展的过程中不断地变化自己，与我们人类打起"游击战"来，这也是我们在临床上经常可以看到，原本治疗有效的药物或者治疗措施，实施一段时间以后就失效或者出现耐药的主要原因。人们与肿瘤之间的战斗远远没有想象的那么简单，对于肿瘤，其实我们还是有很多不够了解的东西，只有对肿瘤有了更加深刻的了解，才是我们对肿瘤实施预防、治疗的基础。

2. 良恶性肿瘤最大的差别还是做的事情不一样

说起良恶性肿瘤之间的差别，我们不由得想到了两者长相之间的差别，说起来两者之间还是真的具有一定的差异。不过，对于那些生长在身体内部的肿瘤，如果想仔细地端详一下，也是存在着一定困难的，这样的一个鉴别点也就有了一些困难。相比而言，有的时候就肿瘤的危害性而言，长相再吓人的肿瘤也不是什么大的问题，而问题的关键是在于良恶性肿瘤之间的生长方式和生物学行为之间的差异，这些则是涉及肿瘤的主要危害所在。

说到肿瘤的生长方式，这样的一个鉴别点在良性、恶性肿瘤的生长方式上常常具有明显的不同。良性肿瘤一般都是呈现膨胀性生长。由于良性肿瘤的瘤细胞生长相对较为缓慢，肿瘤体积虽然处于逐渐增大的趋势，但是它还是以肿瘤为中心的模式生长，在生长的过程中，肿瘤向着肿瘤的外围呈推开式或者挤压式的模式生长，这样就会形成推挤、挤占、压迫周围正常组织向外的生长模式。有的良性肿瘤还可以具有一个完整的肿瘤包膜，可以与周围组织形成一个分界清楚的界限。对于部分没有包膜的良性肿瘤，也会因为肿瘤生长缓慢，肿瘤组织挤压周围组织形成一个相对清晰的界限，临床上又称之为假包膜。这样的良性肿瘤在手术的时候很容易被完整地摘除。良性肿瘤实施了手术切除以后，一般也不容易再出现复发情况，这些也就成了良性肿瘤的突出表现。

　　而对于大多数的恶性肿瘤而言，其生长方式主要是呈现浸润性生长的模式。恶性肿瘤细胞主要是沿着组织周围的组织间隙、淋巴管或血管等浸润性生长，这就如同树根向土地深处生长一样，呈现浸润性、渐进性的生长，并且在向外周生长的过程中破坏周围的正常组织和器官的形态、结构和功能。如此浸润性生长的恶性肿瘤一般没有外层包膜存在，与邻近的正常组织、器官连接紧密，无明显的界限区分。在我们的检查中，肿瘤一般是固定、不活动的，这样的肿瘤即便是实施了手术切除治疗，也不容易彻底切除干净肿瘤的残余组织，这也为未来的肿瘤复发埋下了隐患。对于部分肿瘤而言，临床上需要进一步地扩大手术切除的范围，即手术中除了要切除肿瘤组织以外，还需要再切除一部分周围正常组织，希望以此达到完全切除干净恶性肿瘤的目的。

　　此外，良性肿瘤的生长速度较为缓慢，恶性肿瘤则较快。因此，在短时间之内肿瘤体积明显增大是恶性肿瘤的一个较为突出的临床特征，也是引发患者和医生警觉的肿瘤信号。

　　肿瘤的扩散、转移也是恶性肿瘤浸润性生长的一个特征性行为。转移是恶性肿瘤细胞重要的生长特点，恶性肿瘤细胞具有很强的生长能力，可以从原发肿瘤的部位侵入到周围或者远处的淋巴管、血管或体腔，通过这些腔隙迁徙到远隔的部位，并可以获得继续生长的能力，并且形成与原发肿瘤同样、相似、相近的肿瘤类型，这个过程称为转移。如此看来，恶性肿瘤细胞所具有的转移是通过多种模式进行的，包括直接蔓延、浸润，通过淋巴管、血管等多种途径扩散、转移到身体其他部位，部分肿瘤细胞甚至具有可以穿透肿瘤的外层脱落到腹腔、盆腔内再种植生长的能力，这也是恶性肿瘤最为突出的病理和临床表现。肿瘤细胞发生的直接蔓延、浸润是肿瘤生长的最初特征，也是一个漫长的过程，肿瘤细胞常沿着原发病灶的组织间隙、淋巴管、血管等部位生长，直接破坏周围组织或器官，并可以在其他部位继续生长。在肿瘤发生转移的过程中，还可能出现恶性肿瘤的生物学行为的部分改变，这些改变都是恶性肿瘤之所以称为恶性的主要原因之一，随着这些改变的发生，对于临床医生而言，也需要及时地调整诊疗的策略，当然也包括采取更加缜密的诊疗措施，找出那些更加具有隐匿能力的转移病灶。

　　对于良性肿瘤而言，其区别于恶性肿瘤的重要特点就是较少发生转移。在临床上，由于良性肿瘤的危害性相对较小，生长缓慢，部分良性肿瘤可以因此形成巨大的肿物，这些肿物可能会对周围组织、器官产生压迫、挤压的作用，尤其是对于具有腔隙、管道、通路的外压性影响，可以继发影响周围组织、器官的功能。通过手术切除和其他治疗以后，这些危害即可以获得解除，这也是有别于恶性肿瘤转移危害的主要区别点。

因此说，恶性肿瘤的生物学行为才是肿瘤危害的主要原因。

3. 良恶性肿瘤的长相就不一样

记得还是在我们小的时候看电影，每当有一个角色出镜的时候，我们就可以从他们的长相进行初步的判断，看看那些演员是属于"浓眉大眼"，还是"歪瓜裂枣"，就可以初步判断出他是"好人"还是"坏人"。这样脸谱化的选材模式虽说有时候也会跑偏，但是多数情况下还是屡试不爽的。

那么在现实的临床诊疗工作中，对于良性肿瘤与恶性肿瘤的区别是否也是采用这样所谓的脸谱化、看相的方法来实施区分的呢？正确的回答应该是：也用，也不全用。

在临床肿瘤学和肿瘤病理学上，肿瘤根据其生物学行为的表现和特点，以及对机体的影响、危害性分为良性肿瘤、恶性肿瘤两大类。良性肿瘤一般指对机体影响较小，无浸润、无转移能力，治疗效果较好的肿瘤；而恶性肿瘤则是具有较大的危害性，肿瘤具有较强的浸润、转移、复发的能力，治疗效果不理想。因此说来，在临床上除了要关注这些临床特点以外，最为重要的就是依赖病理组织学诊断进行确诊，应该说，组织病理学检查是判断肿瘤良恶性的主要手段，也是目前临床诊断的金标准，当然了，也要结合各种临床资料实施综合性的判断。这也就是我在上边所说的良性肿瘤与恶性肿瘤在诊断与鉴别诊断时候的主要方法。

在肿瘤病理组织学诊断上，很多的时候，或者说是诊断之初我们采用的就是"以貌取人"的方式和方法，也就是主要通过大体组织学标本和显微镜来观察肿瘤的形态学变化。

良性肿瘤一般都位于身体的体表或者黏膜的表面，呈现为外突性的生长模式，如：结节状、乳头状、蕈伞状等。肿瘤的基底部位、边界与周围正常组织区分较为清楚。肿块的表面也较为规整，没有过多的分泌物、无出血和渗出，部分良性肿块上甚至可以出现毛发生长等情况。在机体深部的良性肿瘤，一般也是呈现膨胀性生长，可以有完整包膜，肿瘤的边界清楚。而恶性肿瘤的生长则表现出张牙舞爪的样子，主要是朝向机体深部组织浸润性生长，肿瘤的基底、边界与周围组织之间的界限也不是很清晰，甚至是在肿瘤的周围会出现一些微小的小病灶或者卫星灶。肿瘤组织的表面也可以出现出血、大量渗出、肿瘤坏死组织，或者因为肿瘤破溃、坏死、缺血等发生的肿瘤组织脱落而形成的溃疡灶或者凸凹不平，部分病灶中还可以看到一些污秽的分泌物、坏死物。位于深部的恶性肿瘤多数呈现浸润性生长，肿瘤与周围正常组织的边界不清，恶性肿瘤一般无包膜存在，或仅有不完整的包膜，或仅有假包膜，它们与周围组织之间的粘连明显，部分患者还可以出现因为局部淋巴结转移等情况而导致的局部粘连等情况，手术时不易完整切除。

除了肿瘤这些大体形态学观察以外，临床病理学医生还需要采用显微镜对肿瘤组织实施进一步的镜下观察，必要时还需要借助免疫组织化学染色的方式来进一步确定诊断。良性肿瘤一般处于分化的成熟阶段，肿瘤细胞的样子与它的来源组织差别不是很大，或者说，虽然它已经是肿瘤了，但是在其表现中还是带有其原始组织来源的样子。而恶性肿瘤则是分化不成熟的阶段，其组织、结构已经发生了很大的变化。临床病理学家们根据肿瘤的具体表现和特点，可以将肿瘤分为不同的分化阶段，恶性肿瘤细胞的排列方式也就更加紊乱，多数已经失去了正常的排列结构、层次或极向，或者说与原有的组织特点差异很大，这也就是我们所说的长成了"歪瓜裂枣"的样子。

良性肿瘤瘤细胞的异型性一般较小，形态上与其来源的正常细胞相似。恶性肿瘤的瘤细胞常具有高度的异型性，一般比正常细胞的体积大，有时甚至可以见到肿瘤巨细胞。但是也有少数分化很差的肿瘤细胞的细胞体积较小，呈现圆形，大小也比较一致。多数情况下，肿瘤细胞的细胞核比正常细胞核明显增大，每一个细胞核的大小、形状和染色也是千差万别，并且可以出现双核、巨核、多核、奇异核、核着色加深（由于核内DNA增多）的表现。染色质则呈现粗颗粒状，分布不均匀，常堆积于核膜下，如此使得核膜显得较为肥厚，核分裂象增多，这些都是肿瘤细胞随时具有分裂、增殖、恶变的主要表现，也是我们对恶性肿瘤以貌取人的主要依据，更是在临床上具有诊断意义的表现。

4. 肉瘤和癌，没有一个是好东西

不久前，一位患者因为背部发现一个肿块而去门诊就诊，经过门诊的初步检查以后，我判断他所患的肿瘤是恶性的可能性比较大，按照病理组织学的常规，其最大的可能是"肉瘤"，于是建议他尽早实施手术切除，同时还要注意术后的病理学组织学检查结果，再确定后续的治疗方案。当患者听完我说的

"肉瘤"以后，立即表现出如释重负的样子，掏出手机当着我的面就给他的媳妇等家人打电话报了平安。看着他这样的情形，我也是分明感觉到这位患者根本没有意识到"肉瘤"到底是一个什么样的东西，或者说，他根本没认识到"肉瘤"其实也是一种恶性肿瘤。也许在他眼里，这个"肉瘤"就是肌肉里边长了一个"瘤子"而已。

其实，在肿瘤科医生的眼里，不管是"肉瘤"还是"癌"，它们都属于恶性肿瘤，没有一个是好东西。我们之所以这样说，其主要原因还是肿瘤的命名原则。说起肿瘤的命名原则，这还真的是一个十分复杂的工作，由于人体的任何部位、器官、组织几乎都可发生肿瘤，因此肿瘤的种类繁多，命名也就十分复杂。一般来说，临床上根据其组织或细胞类型以及生物学行为来命名。

说到良性肿瘤的命名，一般都是在组织或细胞类型的名称后面加一个"瘤"字。例如：脂肪瘤、腺瘤、纤维腺瘤等。对于恶性肿瘤的命名而言，则相对较为复杂，一般也分为多种情况。

"癌"是我们大家最为多见和熟悉的恶性肿瘤的名称，其组织来源为上皮组织。他的命名方式就是在上皮组织和形态学名称的后面加一个"癌"字。例如：肺鳞状细胞癌、结肠腺癌等，对于具有由腺癌和鳞癌两种成分构成的则称为腺鳞癌，有些癌的形态或免疫表型可以确定为癌，但又缺乏了特定的上皮分化特征的时候，我们则称之为未分化癌。

对于"肉瘤"而言，其实是指来源于间叶组织而发生的恶性肿瘤，在人体中的间叶组织主要包括：纤维结缔组织、脂肪、肌肉、脉管、骨骼和软骨组织等。其命名的方式主要是在间叶组织名称的后面直接加"肉瘤"二字。例如：纤维肉瘤、横纹肌肉瘤、骨肉瘤等。有些肉瘤的形态或免疫表型是可以确定为肉瘤的，但是也会有缺乏特定上皮分化特征的，则称之为未分化肉瘤。其实，在临床病理学中，还有一种特殊的类型，称之为癌肉瘤，也就是肿瘤组织中同时兼具有癌和肉瘤两种成分的恶性肿瘤。应该说真正的癌肉瘤较为罕见，多数在临床上都称之为肉瘤样癌。

需要说明的一点是，在病理学上，癌是指上皮组织的恶性肿瘤。而我们日常生活中常说的所谓的"癌症"，一般都是泛指所有的恶性肿瘤，这里自然就包括了癌和肉瘤的两种类型。

肿瘤在命名的时候，除了传统、经典的命名方式以外，还会具有一些特殊的命名方式，这些主要还会结合肿瘤的形态特点实施命名，如形成乳头状及囊状结构的腺瘤，称为乳头状囊腺瘤；形成乳头状及囊状结构的腺癌，称为乳头状囊腺癌。这些命名在称谓上也是比较容易判断良恶性的。

　　肿瘤学的发展是一个相对漫长的过程，由于历史的原因，有少数肿瘤的命名已经出现了约定俗成的习惯，这些在命名原则上则是不完全依照上述的原则实施的，主要包括以下几个方面的内容：有些肿瘤的形态类似发育过程中的某种幼稚细胞或原始组织来源的，临床上称之为"母细胞瘤"，其中大多数均为恶性的，如视网膜母细胞瘤、髓母细胞瘤和肾母细胞瘤等。但是，也有部分是良性的，如骨母细胞瘤、软骨母细胞瘤和脂肪母细胞瘤等，这样看来还得具体问题具体分析。有些肿瘤因其成分复杂，或者由于习惯性地沿袭了原有的名称，则是在其肿瘤的名称前加上"恶性"二字，如恶性畸胎瘤、恶性神经鞘瘤和恶性脑膜瘤等。还有一些恶性肿瘤则是冠以人名来命名，如尤文肉瘤和霍奇金淋巴瘤。白血病、精原细胞瘤等疾病，虽然在其称谓上以"病"或"瘤"标注，但是实际上都是恶性肿瘤。有些肿瘤则是以肿瘤细胞的形态命名，如透明细胞肉瘤。部分以瘤病作为标记的，常用于多发性良性肿瘤的命名，如神经纤维瘤病；或用于在局部呈弥漫性生长的良性肿瘤，如纤维瘤病、脂肪瘤病和血管瘤病。对于畸胎瘤则是性腺或者胚胎中的全能细胞发育、发生的肿瘤，多发生于性腺组织之中，一般含有两个以上胚层的多种成分，结构也是较为混乱的，临床上也具有良性畸胎瘤和恶性畸胎瘤的区分。

　　如此说来，对于良性肿瘤、恶性肿瘤的命名您是不是又有了些脑袋大了的感觉，其实，说起来这也很正常，不论是患者还是家属，都不能仅仅依赖一个名称就直接地判断肿瘤的良恶性，有的时候还真的需要进一步地仔细研究和判断，明确肿瘤组织的具体来源、形态、分化程度等内容，再结合病理组织学的具体特点，实施有针对性的判断和分析，这样也为治疗奠定了基础。

5. 良性肿瘤与恶性肿瘤可不是一个字的差别

　　一提到"肿瘤"，大家不免就有一种谈虎色变的感觉，其实，肿瘤在临床上被分为"良性肿瘤"和"恶性肿瘤"两大类，即便我是这样地告诉你，你也许还会有一些恐慌，即使你已经明确患的是良性肿瘤。对于良性肿瘤与恶性肿瘤的比较，两者之间的差别可不只是一个字的差别。良性肿瘤和恶性肿瘤之间的差距表现在很多的方面。两者在肿瘤的生物学行为，对机体的影响、危害性，临床实施的治疗措施以及整体治疗预后等方面都具有很大的差异。

　　（1）生物学行为上的区别：一般来说，良性肿瘤的生长较为缓慢，肿瘤对机体的影响相对较小，肿瘤无浸润、转移、复发的能力，临床治疗上以临床观察、对症处理、单纯性肿瘤处理为主，其治疗的整体效果也很好，临床预后较好。而恶性肿瘤的生长速度较为迅猛，肿瘤所致的危害性较大，肿瘤具有浸润、转移和复发的能力，除了早期恶性肿瘤以外，其整体治疗效果和预后均较差。在临床上，组织病理学诊断是判断肿瘤良恶性、分化程度等内容的主要手段和标准，当然了，还要结合临床资料进行综合判断。

（2）形态上的区别：良性肿瘤多数位于体表或者黏膜面，其生长呈现外突性、隆起样，表现为结节状、乳头状、蕈伞状，等等，肿瘤与周围组织的边界比较清楚，一般周围没有微卫星灶或者转移灶。在身体深部的良性肿瘤往往都是膨胀性生长，而且在很多的时候这些肿瘤的体积表现为"大家伙"的样子。良性肿瘤可以有一个完整的包膜，周围的边界也是比较清楚。而恶性肿瘤的生长则是位于体表或黏膜面，部分肿瘤在呈现出外突性生长的同时，还会向周围深部组织方向浸润性生长，这就以大树生根一样的模式生长着，肿瘤与周围组织的边界一般不清楚，甚至还有部分肿瘤可以与周围组织发生粘连、侵袭，也有部分肿瘤可以与周围组织固定、粘连而无法活动。即使是实施手术切除也不容易完整地将肿瘤切除，部分肿瘤组织的表面还会出现坏死组织、渗出或者分泌物。

（3）组织分化程度上的差异：所谓肿瘤的分化程度，简单地说就是肿瘤细胞生长的样子和状态，主要是与其正常组织、细胞之间变化的比较，细胞状态变化不明显的时候，可以看出原始组织的模样几乎没有太大的改变，临床上则称之为分化程度较高，提示肿瘤的恶性程度相对较低。对于良性肿瘤而言，一般来说其分化程度比较成熟，肿瘤组织、细胞生长的样子与其正常组织、细胞的变化不明显，甚至完全可以看出原始组织的样子。而恶性肿瘤的组织和细胞则是处于分化不成熟的阶段，其组织结构的异型性明显，与原始组织、细胞的结构、功能均具有很大的差异。临床上对于其分化程度可分为不同的分化阶段，瘤细胞排列更为紊乱，没有了正常的排列结构、层次或极向，则提示肿瘤的分化程度低，恶性程度高。其实，这些内容和信息都是依赖于病理科医生为临床诊断提供了直接的诊断依据。

（4）对机体影响的差异：良恶性肿瘤对于机体的影响具有很大的差异。良性肿瘤一般生长缓慢，肿瘤不浸润，不转移，因此对于机体的影响相对较小，良性肿瘤的主要表现为膨大性生长的肿瘤产生的局部压迫性、阻塞性的症状和体征，主要导致内脏器官的管腔性结构被挤压、受阻塞等临床表现。而恶性肿瘤则由于分化不成熟，肿瘤生长较迅速，常浸润、破坏组织、器官的结构和功能，并可以发生转移、复发等问题，因而对机体的影响较为严重。由于恶性肿瘤不受控性的生长，消耗了机体大量的营养物质和能量，同时又可以释放一些干扰性生物学介质，直接影响了机体正常的功能、代谢以及其他的生物学机能。对于恶性肿瘤无限制性的浸润生长，可以导致不同系统的组织、器官的结构和功能发生严重的损害，如胃肠道肿瘤可以并发溃疡、出血甚至穿孔，导致腹膜炎等严重的并发症发生，甚至可以危及生命。部分恶性肿瘤的晚期患者，往往都可以发生恶病质，这也是导致患者消耗、感染、死亡的主要原因。

（5）治疗原则上的差异：肿瘤的治疗原则与其生物学行为和对机体的危害直接相关。临床上很多良性肿瘤在治疗中采用的是以对症、观察为主的治疗原则。尤其是对那些对机体几乎无任何危害、影响，对机体功能无损害的良性肿瘤，临床上很少给予特殊的处理方式。部分由于肿瘤生长导致的压迫、阻塞性症状，以及影响正常生理功能的良性肿瘤，在治疗上也仅仅主张实施手术切除肿瘤，缓解临床症状、体征的方法即可，一般手术后也不再补充其他的治疗模式。对于恶性肿瘤而言，由于其潜在的巨大的危害性，在治疗上则是采用积极的治疗方式，尤其是近些年来，随着诊疗技术的发展，新药物、新手段、新措施、新理论在恶性肿瘤的治疗上起到了积极的作用。恶性肿瘤的治疗已经从最初的手术、放疗、化疗的治疗方法逐渐有了新的拓展和补充。靶向药物治疗、免疫治疗、介入治疗、消融治疗、热疗等多种手段在恶性肿瘤的治疗中有序的序贯、联合，已经使得恶性肿瘤的治疗疗效有了很大的改观。近半个世纪以来，恶性肿瘤的治疗效果已经取得了突破性的进展，很多类型的肿瘤治疗已经获得了满意的疗效。大量的循证医学理念、肿瘤的多学科诊疗已经使得肿瘤的治疗进入了综合治疗的时代。根据病人的机体状况、肿瘤的病理类型、临床分期和发展趋势等，科学、合理、有计划地应用现有的各种治疗手段，以期较大幅度地提高肿瘤病人的治愈率，改善病人的生活质量已经成为可能。

良性肿瘤与恶性肿瘤间有时并无绝对界限，组织形态和生物学行为介于二者之间的肿瘤称为交界性肿瘤，如卵巢交界性浆液性乳头状囊腺瘤和黏液性囊腺瘤。它们可有腺上皮层次增加，并有一定的异型性，但尚无浸润，也称为低度潜在恶性肿瘤，此类肿瘤有恶变倾向，临床上应加强随访。

6. 一个人同时得两种肿瘤？嗯，这个真的有可能

66 岁的袁先生，忙忙碌碌了一辈子，退休以后也就不再做其他工作，在家

里陪着老伴休养，养花弄草也算是自得其乐，身体虽说不是很好，但也没有什么大毛病。最近 1 个多月以来，袁先生总是感觉排便的时候有些费劲，在家里用了些土办法都没有什么大的改善，无奈之下袁先生前往医院就诊。接诊的医生经过检查以后，考虑是下腹部的问题，建议他做一个肠镜检查。让大家意想不到的是，在距离肛门 10~12 厘米的直肠处发现了一个直肠肿瘤，这样的检查结果也解释了袁先生排便费劲的问题。检查完毕以后，老先生又告知医生说他最近时常还伴有腹胀、嗳气，开始总觉得这个也可能是与排便费劲有关系，也就没有在意，也没有特别地与医生进行交流。此次待发现直肠肿物以后，他也是将这些情况完全说给医生，在医生的建议下，袁先生又实施了一个胃镜的检查，不巧的是，胃镜检查中又在胃窦部发现了一个肿瘤占位。后来经过对直肠肿瘤和胃窦部肿瘤实施病理学检查以后确定，袁先生同时患了直肠腺癌和早期的胃窦癌。

面对着这样的结果，袁先生和家人们既感觉到疑惑，也感觉到一些庆幸。疑惑的是他怎么会同时得两种肿瘤呢？庆幸的是通过此次检查，无意中又发现了早期的胃窦癌。

其实在日常诊疗过程中，像袁先生这样患有双重癌的病例在临床上还真的是并不少见。所谓的双重癌其实就是在一个人的身上患有两种，或者两种以上的，来源于不同组织、细胞的肿瘤，医学上也称之为双重癌或者多重癌。目前的医学研究表明：双重癌的发生与患者本身所特有的恶性肿瘤致癌基因直接有关，简单点说，就是由患者身体内存在着特有的导致恶性肿瘤发生的致癌基因所决定的。但是，除了致癌基因因素存在以外，还与患者的不良生活习惯、生活起居环境和精神、心情等多种因素直接相关。如果这些不利因素与导致肿瘤发生的基因因素凑到了一起，那么发生双重癌的概率就会明显地增加，这也是目前认为发生双重癌的主要原因。

医生们通过和袁先生的交流发现，原来袁先生的父亲和舅舅都曾经因为结肠癌而早早地离世。袁先生在日常生活中还有着喜欢进食油炸食品，喜欢吃咸鱼、煎鱼、腌制小菜的习惯。退休前十几年，袁先生体重也是明显增加，有了明显的大肚腩，尤其让他苦恼的是有了便秘的毛病，每次去卫生间排便都成了一场煎熬。听了袁先生的病史介绍以后，在我们看来，袁先生俨然就是一个双重癌的典型示教病例。从双重癌的发病机制、易患因素等角度出发，他有着明显的肿瘤家族病史，同时也具有容易引发消化道肿瘤的不良生活习惯和起居习惯，这些具有致癌因素的物理、化学、生物学因素的共同作用，成为袁先生最终发生双重癌的主要原因和促进因素。从另外一个预防双重癌发生的角度来说，在机体内的致癌基因无法改变的情况下，尽可能地减少与各种致癌有关的物理、化学、生物性因素的接触，就成了预防肿瘤发生的主要手段。对于袁先生来说，肥胖、喜食油炸食品，喜食咸鱼、煎鱼、腌制食品，便秘等问题都是双重癌发生的重要促进因素。

近些年来，在临床上除了双重癌以外，还时常可以见到三重癌、四重癌及多重癌，虽说其发生率依旧较为少见，但是，随着恶性肿瘤的治疗效果越来越好，患者的生存时间延长，多种肿瘤生长的机会也就明显增多了。

7. 血栓症为何"偏爱"肿瘤患者

在肿瘤科得到很好治疗的王大爷高高兴兴地出院了，不知道什么原因今天下午又返回来了。

刚刚结束 1 周的治疗，效果也不错，怎么没到下一次的治疗时间又返院了呢？原来，大爷此次是因为右下肢突然的疼痛、肿胀而再次返院。入院后，经过医生的查体和下肢血管彩超检查，提示大爷的左下肢有了深静脉血栓的形成。

细心的张医生询问了王大爷以后才知道，原来在家里的这几天，大爷几乎每天都是全天卧床休息，看电视成了主要的生活内容，除了饮食和去卫生间以外就很少活动了。其实，像王大爷这样的病例在肿瘤科还真的不在少数。有文献报道，肿瘤患者是血栓性疾病的高发人群，肿瘤患者并发血栓的发生率在 1%～11%，明显高于一般人群的发病率，其增加幅度为 4～6 倍。

那么血栓症为何如此"偏爱"肿瘤患者呢？

恶性肿瘤患者的原发肿瘤性疾病可通过多种机制导致血栓的形成，其发病机制较为复杂，也与多种因素直接相关，包括原发肿瘤的部位、病理类型、患者年龄、下肢活动减少以及不同的治疗措施选择，等等。在恶性肿瘤患者中，合并有血栓形成的发病率最高的原发肿瘤是胰腺癌、卵巢癌和中枢神经系统恶性肿瘤，其次是胃肠道恶性肿瘤、膀胱癌和肺癌。而在肾癌、恶性黑色素瘤和原发灶不明的肿瘤中合并血栓的发生率相对较为少见。此外，患者的年纪也是一个重要的发病因素，一般来说，患者的年龄越大，并发血栓症的危险性也就越大，而血栓形成又是促进恶性肿瘤生长和转移的主要因素。这类血栓症的表现随血栓形成部位的不同而有所不同，由于很多情况下多数同时伴有恶性肿瘤发生时候的原发表现，因此，在临床上极其容易被忽视或者发生症状隐匿等情况。

通常来说，血栓形成的主要原因包括血流停滞等血流动力学改变、血管内膜损伤和血液高凝状态3个因素。而这3个因素在恶性肿瘤患者中又属于最为常见的表现。这也是肿瘤患者最为容易合并血栓症的主要原因：

（1）血流停滞：恶性肿瘤患者，尤其是那些身体状态较差，活动能力偏少，长期卧床，甚至是合并有脓毒血症的，或者是肿瘤负荷较大，癌肿压迫组织或者血管的患者，上述不良因素均可以引起血流黏滞度改变，或者血管内血流动力学发生改变，而出现"湍流"等情况的发生，这些均可能致使静脉血流淤滞，导致血栓形成。

（2）血管内膜损害：肿瘤的生长呈现出浸润性、侵袭性和破坏性，肿瘤细胞时常会侵犯血管内膜和血管壁，抗肿瘤治疗中使用的化疗药物也会因为刺激性作用，对血管内膜、内皮细胞产生一定的损伤，这些损害都会使得静脉血管壁发生异常形态改变，导致一种称作"纤维蛋白原"的物质和其他血浆凝血蛋白质在血管内过度积聚，这些都是形成血栓的主要原因。

（3）血液的高凝状态：50%~70%癌症患者都可以在实验室检查中发现血液具有高凝固的状态。这种高凝状态主要缘于肿瘤细胞可以通过释放自身生成的促凝因子，或刺激内皮细胞、单核-巨噬细胞等释放促凝因子，这些促凝因子是导致肿瘤患者高凝状态的罪魁祸首。

因此看来，上述的3个促进血栓发生的因素在肿瘤患者中成为常态性因素，因此，肿瘤患者自然就成为血栓形成的最易发人群！

其实，血栓的形成并不是重要的，如何预防肿瘤相关的血栓症形成才是重点。也就是我们常说的"预防很重要"！

（1）运动与锻炼是预防血栓发生的最重要因素和手段：适当的锻炼是促进血液循环的关键，没有什么措施比运动能够更加促进和改善血液循环。尤其是对于下肢的运动更加值得提倡和推荐，对于肿瘤患者来说，最为简单的方式就是步行和下肢运动，对于那些有暂时运动困难的患者，临床上也建议实施床上被动运动，以达到被动锻炼的目的。

（2）调整饮食结构，平衡饮食：饮食中主要以低胆固醇、低脂、低盐、低糖为宜。定期检测血糖、血脂及血压，对于糖尿病、高血脂及高血压这些疾病则需要及时就医诊疗，听医生的建议和处理就是最聪明的选择。多食用蔬菜、水果、全谷、杂豆等新鲜食品，少食用加工食品，也是一个好的生活习惯和生活方式。

（3）适当补充多种维生素：维生素 C、B、E、K 等对预防血栓的形成有益，这些成分既可以在日常的平衡饮食中获得，也可以在必要的情况下通过医生的指导进行药物补充，尤其是对于接受抗肿瘤的手术、放疗和化疗的患者，有的时候饮食状况不是很好，就必须做好必要的非食物来源的补充。

（4）戒烟戒酒，可适当饮茶：香烟中的尼古丁对血管内皮有损伤作用，可促进高凝状态发生，癌症患者应该越早戒烟越好。少量饮酒对心血管疾病有一定预防作用（每日约 110 毫升红葡萄酒），但酒精为促癌物质，建议肿瘤患者戒酒。茶叶中含茶多酚等茶碱成分，能提高机体的抗氧化能力，降低血脂，促进血小板中 cAMP 浓度增加，抑制血小板聚集，缓解血液高凝状态，增强红细胞弹性，防止血栓形成，缓解或延缓动脉粥样硬化和高血压，保护心、脑血管正常功能。

（5）药物治疗：由于高凝状态的普遍存在及栓塞的高发生率，部分学者主张肿瘤病人一经发现就应抗凝预防治疗，对如手术后、化疗中、中心静脉插管的患者更应积极采取抗凝治疗措施。

（6）药物选择：抗凝药物包括阻止纤维蛋白形成的药物、促进纤维蛋白溶解的药物及抗血小板药物。阻止纤维蛋白形成的药物包括华法林、低分子肝素、利伐沙班等，促进纤维蛋白溶解的药物包括尿激酶、链激酶等，抗血小板药物包括阿司匹林、前列环素、波立维等。华法林为抗凝的老牌药物，价格低廉，疗效确定，缺点是需定期监测 INR 水平，且许多其他药物及食物都可能影响华法林的吸收。低分子肝素同样疗效佳，不需监测 INR 值，但因需每日皮下注射，使用较不方便。利伐沙班为口服制剂，安全性好，使用方便，无须监测 INR 值，但价格较高昂。以上药物均需在医生指导下使用。抗血小板药物可影响纤维蛋白沉积和溶解，阿司匹林、前列环素、钙拮抗剂如尼莫地平等可以抑制肿瘤细胞－血小板－内皮相互作用。抗纤溶药物氨甲环酸、尿激酶型纤溶酶原激活剂可以保护正常细胞免受肿瘤破坏，减少肿瘤转移。

由此看来，恶性肿瘤患者大多存在高凝状态，对于恶性肿瘤患者，注意加强抗凝、预防血栓形成是非常有意义且必要的，但大部分肿瘤患者自身并无这方面的认识，需要医生进一步加强宣教指导。

8. 影响肿瘤细胞生长速度的有哪些因素

一提到肿瘤细胞的生长速度，很多人都会不约而同地说出一个"快"字。

其实，说到肿瘤细胞生长的快速，这还真的不是我们想象中的那样。有的时候，单纯从一个肿瘤细胞倍增成两个肿瘤细胞的时间上来看，肿瘤细胞的生长速度还真的没有普通的、正常细胞的倍增速度快。说到肿瘤细胞生长的快速，在很大程度上是因为肿瘤细胞的生长不受到机体的调节或者控制。这样的说法其实也比较好理解，在正常情况下，当我们的身体上不慎有一个伤口的时候，伤口周围的细胞会生长并逐渐愈合。当伤口愈合长好了以后，切口部位的新生细胞就会接到机体的指令而不再生长。而对于肿瘤细胞来说，这样的生长过程却是只有开始启动的过程，没有终止的过程，即便是在切口部位生长完好的情况下，肿瘤细胞还会继续无休止地生长，甚至是向周围正常的其他组织、器官中进一步地浸润性生长、侵袭，或者是出现远处转移，这就是导致我们误以为肿瘤细胞生长迅速的主要原因。

即便是这样，影响肿瘤细胞生长速度的因素很多，其中主要包括肿瘤所特有的基因状况，这是决定肿瘤细胞生长速度的主要因素。除此之外，机体的状态、免疫水平、肿瘤中增殖活跃细胞的数量等都是影响肿瘤细胞生长速度的主要内容。

肿瘤细胞生长的倍增时间是决定肿瘤细胞生长时间和速度的重要因素和指标。研究发现，恶性肿瘤细胞的倍增时间一般在 30～400 天左右。这样的倍增时间常被用来描述肿瘤的生长和扩散的速度。除了倍增时间以外，还有很多其他的因素也影响着肿瘤细胞的生长速度。

（1）肿瘤细胞的分化状态：肿瘤细胞的分化状态是指显微镜下观察到的肿瘤细胞的特征，也就是看起来与正常细胞相似、相近的状态，临床上其相似性和相近性高度接近，则被称为高分化性。而细胞形态看起来很异常，差别极大的则被称为低分化性，或者分化不良。与高分化肿瘤相比，低分化肿瘤的生长速度就显得明显较快。

（2）肿瘤的组织学特点：这个主要是指在显微镜下观察到的肿瘤细胞的整体情况和特点，这也是影响到肿瘤生长和扩散速度的主要因素。例如在肺癌的组织学分类中，小细胞肺癌的生长和扩散速度就非常快，其倍增时间明显快于鳞状细胞癌或者腺癌，这些则主要是由于肿瘤的组织学特点所决定的。

（3）S 期细胞所占的比例：肿瘤细胞的 S 期是肿瘤增殖的特殊期别，此期的细胞指的是在肿瘤中处于增殖状态的细胞，尤其是遗传物质 DNA 处于复制状态的癌细胞。这样的细胞在肿瘤中所占据的比例越大，提示肿瘤增殖就越活跃，也是提示肿瘤细胞具有较强的复制、增殖的能力。一般而言，此比例的数值低于等于5%被认为是较低，在6%～10%则被认为是中间的数值，而超过10%的时候，则提示肿瘤增殖速度明显较高。

（4）Ki－67：Ki－67是一种蛋白，当细胞准备分裂成两个新细胞时，Ki－67蛋白的含量开始增加，并且被分配进入到两个子代细胞之中。对于肿瘤细胞中Ki－67蛋白进行检测也就提示了细胞增殖的状态。其阳性比值越高，则肿瘤细胞的分裂、增殖越快。在乳腺恶性肿瘤中，一般以Ki－67数值小于10%认为其数值较低，超过20%则认为较高，也就提示了肿瘤细胞分裂和增殖活性较强。Ki－67也是评估肿瘤恶性程度的一个重要指标。

应该说肿瘤细胞的生长速度不是一成不变的，也会随着肿瘤的发生、发展过程而发生着不断的变化。即便是在同样的一个肿瘤组织中，不同的肿瘤细胞的生长速度也存在着差异，也就是说，即便是同一个肿瘤，其本身的生长速度也不是完全均一、一致的，而是一个不断发生变化和调整的动态过程。恶性肿瘤也就是肿瘤自己也会不断地改变它们的生长速度。这些原因可能与临床上药物的使用，机体免疫变化，肿瘤自身环境改变等多种因素直接相关。

9. "除恶务尽"，同样适合于敏感肿瘤的治疗

"宜将剩勇追穷寇，不可沽名学霸王。"如果把这句诗词用在药物敏感性肿瘤的治疗上，那也是恰当的。

对于恶性肿瘤形成而言，目前认为多数恶性肿瘤的发生是符合单细胞生成的理论，即恶性肿瘤的单中心发病理论，恶性肿瘤是由一个癌变的恶性肿瘤细胞经过扩增而逐渐演化而来。在这个癌变的过程中，最初发生癌变的肿瘤细胞又作为母体细胞不断增殖，产生子细胞，使得癌细胞群体随之增大、转移。在肿瘤细胞生长的过程中，往往会产生出很多有着各种变化的细胞群体或者细胞亚群，他们除了继承原始母体细胞的恶性肿瘤的生物学行为和特性以外，还具有其他有别于原代细胞的新的生物学特征，部分肿瘤细胞可能会显示出更为恶劣的生物学行为，恶性程度也会进一步地加重，比如侵袭性和转移能力明显增加，也使得发生转移的肿瘤具有了更加难以应对的状态，这些都被称为是恶性肿瘤的异质性，同时这也是恶性肿瘤治疗中的最大困难和障碍。

说起恶性肿瘤细胞，你会感觉到它是在不断地生长、繁殖，没有一丝一毫的停歇，其实，真实的情况却不是这样。肿瘤细胞在其生长、增殖的过程中，它们也会自己给自己放个假，进行适当的休息和调整。这样的细胞就是我们所

说的细胞增殖周期中处于不增殖状态的非增殖细胞，这样的细胞又称之为静止期细胞（G_0期细胞），或者是肿瘤干细胞，这些细胞平时不分裂，但是当受到适当的刺激以后就会引起细胞进入分裂的状态，或者是具有了广泛增殖能力。处于休止期的这类细胞对于化疗、放射治疗具有一定的抵抗作用，治疗的敏感性相对也较差，因此这部分细胞也是肿瘤发生复发、耐药的根源。而处于增殖状态的细胞则是对药物治疗相对较为敏感的部分，正是因为有了G_0期细胞这样的不敏感部分存在，也提示临床需要实施各种方法，千方百计地消灭这样的细胞。

除了细胞存在的状态以外，肿瘤细胞数量、肿瘤负荷与化疗疗效之间也具有明显的相关性。一般来说，化疗药物的治疗效果与肿瘤细胞的数量成反比，也就是说恶性肿瘤的体积越大，肿瘤细胞数量越多，其化疗的疗效就越差。相反，随着肿瘤体积的缩小，肿瘤细胞数量的减少，化疗药物的治疗效应就越明显、有效。此外，化疗药物在使用过程中，遵循的是一级动力学的作用特点，即一定剂量的有效药物杀伤一定比例的肿瘤细胞，因此，对于那些实施了手术切除治疗的患者而言，应尽可能地实施最大限度的肿瘤切除术，扩大肿瘤切除的范围，施行根治性手术是治疗的首选，也是降低肿瘤最为有效的方法。对于部分没有进行根治性手术治疗的患者，临床上也建议进行最大限度的肿瘤减瘤手术，如此可以使得肿瘤负荷最大限度地降低，以此为后续的化疗提供条件，提高化疗的治疗疗效。

与之同时，对于那些肿瘤细胞负荷较少的患者，或者肿瘤细胞数量较低的患者，在实施化学药物治疗的时候尽早开始化疗，这些都是有利于化疗产生更加有效的治疗效果的主要手段。此外，临床上还可以采用有效的序贯治疗的方法，将手术、放疗等手段合理地实施、安排。对肿瘤先进行行之有效的减瘤治疗，这样就可以为以后的化疗创造更加适宜的条件。待化疗结束以后，再配合应用零级动力学（一定剂量杀灭一定数量）的免疫治疗模式，则可以进一步地杀灭残存的肿瘤细胞，从而显著提高恶性肿瘤综合治疗的疗效。

10. 算出来的肿瘤细胞生长速度更加可怕

"大夫，我的这个肿瘤是什么时候开始生长的，它大约长了多长时间了？"

这样的问题是我们在临床上被患者或者患者家属询问最多的内容之一。回答这个问题就涉及肿瘤学中"细胞增殖动力学"这个概念，也就是研究肿瘤细胞生长、繁殖、分化、死亡等运动、变化规律的科学。研究肿瘤细胞的增殖，既可以帮助我们理解药物对肿瘤细胞的作用机制，又可以对制定抗肿瘤药物治疗方案提供科学的理论依据。

说到这里，你是不是觉得上边说的这些内容有些深奥难懂，那我们就把事情说得简单点，和你说一说恶性肿瘤细胞生长的速度到底有多快？应该说，影响肿瘤细胞生长速度的因素很多，包括肿瘤的基因状况，机体的健康状态，免疫水平，肿瘤中增殖、活跃细胞的数量、比例，等等。可以说，肿瘤细胞的生长速度越快，就更加具有侵袭性，其预后也就更加不好。

说到肿瘤的生长，就不得不提及倍增时间这个概念。众所周知，肿瘤细胞增殖的过程是由 1 个细胞分裂成 2 个细胞，如此不断循环往复的过程，因此说，倍增时间可以理解为 1 个细胞变成 2 个细胞所需要的时间，也可以理解为 1 组恶性肿瘤细胞在大小上增加 1 倍所需的时间。由此，倍增时间常常被用来描述恶性肿瘤生长和扩散的速度和增殖的时间。

我们可以做一个简单的计算，假定在 2018 年 1 月 1 日，恶性肿瘤的体积只有 1 毫米大小，到了 2020 年 1 月 1 日的时候达到了 15 毫米，这样就可以粗略地计算出这个肿瘤的倍增时间应该是 62 天。如此说来，一个直径为 1 毫米的病灶中，大约会包含有 100 万个肿瘤细胞，当它由 1 个肿瘤细胞通过倍增的方式长到 1 毫米的时候，这样在时间上大概就需要经历 6 年的时间。而临床上小于 1 毫米的肿瘤，在目前已有的影像学检查手段上是几乎检测不到的。更何况是在目前已有的影像学筛查技术中，发现 5 毫米的病灶，并且确定为恶性肿瘤的，也是具有一定困难的。这样计算下来，恶性肿瘤从一个单一细胞长到能够被影像学手段检查发现的时候，其实是已经经历了一个很长的时间了。

经过上边的计算，大家也会很显然地明确这样一个道理，其实，在正常的机体、组织状态中，我们这样的计算模式并不可能完全实施，或者说恶性肿瘤也不可能完全按照我们的计算模式进行生长、增殖。肿瘤细胞在生长、增殖的过程中，除了要受到众多因素的影响，其自身也会发生一定的改变，比如说部分肿瘤细胞在增殖的过程中可能进入到休止期，暂时停止反复增殖的过程，这就如同给自己放一个假期一样。也有部分肿瘤细胞在增殖的过程中，受到各种物理、化学、生物性因素的影响，肿瘤可能会产生凋亡、死亡、焦亡等情况，这些也是肿瘤细胞与周围环境、肿瘤细胞之间发生竞争的主要表现。随着肿瘤生长不断推进，肿瘤组织内部也会发生改变，越是接近肿瘤团块中心部位的肿瘤细胞，其获得营养、氧气的能力较之于外部周边的肿瘤细胞会差一些，部分肿瘤会产生组织、细胞的坏死，肿瘤的生长处于暂停或者完全停滞状态。如此作用、比例的恶性肿瘤细胞数量上的增加，会进一步地导致肿瘤细胞数量、肿瘤体积不会按照计算模式产生最终的结果。相对而言，其数量、模式总会低于计算值也就可以理解了。如此说来，要想发现早期肿瘤，单纯从时间的角度进行评价、评估，显然不是一个很好的手段，其实最为有效的方法可能就是实施具有针对性的早期筛查。

11. 不要过度解读数据，其实那是你想多了

最近有人饶有兴致地询问我一个研究的结果，说的是有长期跟踪的大数据显示：接受教育的程度越高，越是从事"劳心"的职业，学历、收入均高的人群更加容易罹患脑瘤，或者说是这样的人群罹患脑瘤的风险会比常人或者低学历者更高。面对着这样的一个结果，他们最为直接的感觉就是，这样是不是终于为自己不用好好学习，不用好好劳动，不用动脑筋想问题找到了一个最好、最体面的好理由。呵呵，我说啊，你们真的是想多了，该干什么还去干什么吧。

说起这一项研究，其实指的是由瑞典和英国的科研人员联合发表在英国《流行病学和公共卫生杂志》上的一个历时 17 年的临床观察研究报告。他们以 430 万瑞典人为研究对象，跟踪他们在 1993—2010 年期间的教育、收入、婚姻和职业状况等内容，同时观察他们是否患有脑瘤。在这项研究中，研究人员发现：相比于那些只接受了 9 年基础教育、没有念过大学的女性来说，上过至少 3 年大学的女性人员患有脑部神经胶质瘤的风险高了 23%，患脑膜瘤的风险高了 16%，同样受教育程度的男性患脑部胶质瘤的风险提高了 19%。这样的研究结果似乎在告诉我们：受教育程度越高的人，其罹患脑瘤的风险也就越高。此外，这项研究中还发现从事管理等"劳心"职业的男性比从事"劳力"男性者患脑胶质瘤的概率高出了 20%，患听觉神经瘤的风险高了 50%。更加有趣的是，高收入的男性患脑瘤的风险比低收入者高 14%，但女性的收入与脑瘤风险没有关联。

研究人员在最后指出，此项的研究结果只表明学历、收入、工作等因素与脑瘤发病率有关联，但不意味着这些因素与脑瘤之间存在因果关系。如此可以明显地看出，关联和因果关系之间原本就是两回事。两者之间并不是所谓的因果关系。由此说来，那些终于为自己不用好好学习，不用好好劳动，不用动脑筋想问题找了一个好理由的人，你们真的是想多了。科学的研究结果也是让你

们失望了，毕竟幸福、美满的生活还得依靠个人的努力和辛苦去打拼。

看了这个研究数据，不由得让我想起了 20 世纪 80 年代初的一个社科性的研究，他们在所谓的数据相关性研究中发现，当时的家庭电视机普及率与交通事故发生率和车祸死亡率之间有着某种关系。经过几年的数据分析以后，他们获得的结论是：随着社会的发展，家庭中电视机普及率的提高，与交通事故发生率和车祸死亡率明显升高直接相关。记得当时在这个研究结论的分析上，大家都在考虑，所谓的电视机普及率提高是否会影响了司机的夜间休息，研究的热点和研究的关注似乎都集中在电视机这一个方面。而对于另外一个研究对象面临的，如社会汽车保有量、社会道路质量、道路里程、车辆与车祸发生的比例关系，以及同等阶段其他国家、地区的同样问题在类比上却没有很好地进行数据分析和比较。如此的研究结果自然也就没有了太大的意义。或者说，一些具有社会标志性的因素和趋势对于两个毫不相关的问题没有所谓的相关性的考量，片面地将两者相互结合则是典型的风马牛强行相及的做法。

如此说来，对于引发脑部肿瘤的具体原因是哪些，应该说具体原因还真的是不太清楚，基本的原因与电离辐射具有一定的关系。目前较为明确的研究显示，脑部胚胎发育中的残留细胞或者组织也可能成为肿瘤分化、生长的主要因素。对于脑瘤发生的潜在性危险因素进行分析显示，过敏性疾病、病毒性感染、神经系统致癌物等，以及使用染发剂、颅脑损伤、食物中的亚硝酸盐含量过高等因素会增加脑瘤发生的风险性，但是相关的研究证据还不是十分的充分，仍有待基础医学和临床医学的进一步研究。

12. 提高肿瘤治愈率的诀窍

作为肿瘤内科的医生，面临着恶性肿瘤的发病率、死亡率的逐年升高，自然也会让那些心怀焦躁的人满是疑惑，经常会有很多人询问我们，既然恶性肿瘤的发生率每年都在不断地升高，那么有没有什么好的方法可以在早期发现肿瘤，从而提高肿瘤的治愈率，延长患者的生存时间，改善肿瘤患者的生活质量呢？面对着这样的问题，答案当然是肯定的：有！而且我还可以告诉大家，这样的诀窍往往都在你们自己的手中，既很好掌握，也很好实现。

在回答这个问题之前，我们先来说一说同样一件发生在美国的事情。在整个 20 世纪的时间里，美国恶性肿瘤的发生率、死亡率与世界各国一样，一直处于飙升的状态。这样的数据和结果，直到 21 世纪之初开始几年才发生了改变，恶性肿瘤的发生率、死亡率的上升趋势得到了根本性的遏制。尤其是在最近的几年里，美国的恶性肿瘤死亡率出现了明显的下降，其数值更是以接近每年 2%~3% 的速度在下降。再结合每年恶性肿瘤发生率的明显降低，相信再经过几十年的发展，美国恶性肿瘤的发生率和死亡率将会出现大幅度的降低。面对这样的数据，我们是不是有一些眼热和羡慕？大量的肿瘤流行病学因素和数据的分析表明，美国之所以会有如此令人羡慕的数据是有原因的，并且其原因主要与以下 3 个因素直接相关：

①美国从 20 世纪 70 年代开始推行禁烟运动，尤其是严禁在公共场所吸烟，以及严禁青少年吸烟的法令。这是杜绝了因为烟草原因导致恶性肿瘤发生的风险。研究表明，由于烟草所导致的直接原因和间接原因，可以占目前恶性肿瘤发生因素的 1/3 左右。②美国政府和相关的保险公司在民众中推行恶性肿瘤筛查制度，如此的肿瘤筛查制度可以在早期即发现恶性肿瘤，及时地进行相关干预和治疗，可以使得 80% 以上的患者长期存活，或者说不会因为恶性肿瘤的原因导致生命受到危险。此外，在美国实施的结肠镜检查筛查结直肠癌，可以使得肿瘤的早期诊断率提高 26%，肿瘤患者的死亡率下降 21%。③随着科学技术的发展，在恶性肿瘤的临床诊疗中，抗肿瘤治疗的新型药物不断地问世，以及新型的诊疗技术不断地进步，并且被应用于临床。这些都在恶性肿瘤的治疗阶段发挥了巨大的作用，使得肿瘤患者的无进展生存时间、总生存时间得以显著地延长，改善了患者的生活质量。纵观以上几条，其实操作起来并不复杂，也不是很难做到，这里最为关键的一条就是如何实施疾病诊疗观念的转变。

在我国，目前烟民的数量众多，尤其是青少年烟民人口数量巨大，青少年吸烟比例增大，青少年开始吸烟年龄的降低所导致的危害是所有肿瘤发生原因中的首位，也是当前最为亟待解决的问题。此外，随着我国逐渐进入老年化社会，人口老龄化速度不断加快，恶性肿瘤的发生率显著升高，肿瘤诊疗的干预手段限制也影响了疾病诊疗的效果。随着城市工业化进程的进一步加剧，环境污染问题严重，这也是导致各种恶性肿瘤的发病率和死亡率快速攀升的主要原因之一。世界卫生组织就曾预测，到 2025 年，中国每年新增肺癌病例将超过 100 万人，中国将成为世界第一肺癌大国。因此，强烈建议戒烟，保持良好的生活习惯，并定期进行有针对性的肿瘤筛查成了提早发现早期肿瘤的诀窍。

13. 生活在一起的两口子，是生活使得他们得了夫妻癌

新年后上班的第一天，患者老乔就带着一张结肠癌的肠镜检查报告单让我

给看看，一看这上边的名字，分明是老乔的老伴。老乔也是垂头丧气地和我说："都说2020年的运气不好，我自己得了肠癌，全世界发生疫情，起初我盘算着到今天总算是阳历年、阴历年都熬过去了，也该转转运道了。这不，我的手术、化疗等治疗措施刚刚全部结束，没有想到今天老伴的检查结果又是这样的，主任，您说我们家这是怎么了？"

说起像老乔夫妻两人这样，在一年时间里相继发生结肠癌的这件事，在临床上还真的不是一件少见的事情。据不完全统计，每100对夫妻中，最多可以有5对发生这样的现象。我们在临床上也把这样的现象称之为"夫妻癌"。值得关注的是，近些年来像这样的夫妻癌的发生率也是越来越多，这样的表现和变化也使得越来越多的临床肿瘤学家更加关注肿瘤的流行病学特点，同时也提示恶性肿瘤明显具有了家庭聚集的特点。说到这里，就会有人感到纳闷了，从道理上说，在全家的人口构成中，唯有夫妻两人之间是没有任何所谓的血缘关系，这怎么又会发生夫妻癌呢？

说起夫妻癌，那就不得不说一下恶性肿瘤的发生原因和发生过程了。在肿瘤的发生过程中，应该说遗传因素起了很大的作用，尤其是那些具有遗传倾向的恶性肿瘤，遗传的作用就显得更加的明显和突出，有统计显示，遗传性因素在恶性肿瘤的发展中占5%～30%的作用。由此看出，在剩余的超过半数以上的主要因素或者说是高危因素中，都是非遗传性因素。这样的数据貌似也解释了为什么在一个家庭中，唯有夫妻之间无血缘关系，却可以患有同样的恶性肿瘤的实际情况。应该说，在恶性肿瘤的发病因素中，除了遗传性因素以外，不健康的生活方式、饮食习惯、生活环境、起居特点、性格秉性等都是引发恶性肿瘤的主要因素。这也就是说，遗传因素以外的诸多因素是引发恶性肿瘤发病的主要原因。

长期生活在一起的夫妻二人，具有高度相似、相同的生活环境，尤其是具有相同的生活环境、饮食习惯、生活习惯、性格秉性，等等，这些都是导致发生相同或不同类型肿瘤的可能原因。对照比较一下老乔夫妻二人的生活，我们就会发现很多值得我们思考的问题。比如，在一起生活的时间里，老乔的老伴就免费获赠了老乔40多年的二手烟。北方人最为喜欢的腌菜、咸鱼、泡菜、烧烤也一直是他家餐桌上的保留膳食和习惯饮食，这些不良的饮食习惯、生活习惯其实都是结直肠癌的常见发病原因。此外，在很多的家庭中，夫妻共同进餐的时候不使用公筷也是很常见的情况，这样的生活习惯也就为幽门螺杆菌的传播打下了方便的基础。至于家庭中共同的起居习惯、起居环境那就是一个具有共同致病环境的主要内容，如他们可以共同"分享"家庭装修、装饰材料中苯、甲醛等致癌物质的污染。夫妻之间一起生活了几十年，发生点磕磕绊绊是可以理解的，但是，有的家庭常常会因为一些琐事而使得家庭成员之间长期处于压抑氛围之中，夫妻关系紧张、不和睦，甚至双方长期处于紧张、焦虑状态，这些不良情绪也是引发肿瘤的重要因素。这些原因也解释了夫妻癌容易在消化道肿瘤、肺癌、肝癌上多发的现象。

这么说来，当家庭成员中有一个人发生肿瘤的时候，我们是不是该静下心来找一找肿瘤发生的可能原因。并且具有针对性地改善、调整我们的生活习惯、生活环境、家庭氛围。同时，还有一个更为重要的事情，那就是赶紧找医生实施具有针对性的肿瘤筛查，防患于未然。

14. 你的"恶习"可能成了恶性肿瘤的帮凶

恶性肿瘤的发生是一个多因素综合作用的结果，其发生、发展过程中受到自身遗传性因素、疾病的影响，与之同时，肿瘤的发病还与患者生活环境因素、生活习惯、饮食习惯等因素直接相关。肿瘤流行病学调查显示，肿瘤的遗传性因素占发病作用的5%~30%。由此可以看出，在引发肿瘤的诸多因素中，基因遗传性因素还是具有一定的危险性，但是，这样的危险性毕竟不是我们可以通过治疗或者调整可以解决的。在其他的相关因素中，部分因素与大环境直接相关，单纯性地凭我们的一己之力貌似作用也不大，如环境污染等问题，包括空气污染、水污染、土壤污染等。但是，在我们的日常生活中，有一些生活习惯中的"恶习"却是引发肿瘤的最大元凶或者是帮凶。对这些习惯的调控和改变，也是目前控制恶性肿瘤发生最具有作用效果的因素和措施。

（1）吸烟和酗酒：烟草燃烧过程中会产生超过1000种的化学性物质，在这些物质中，以焦油为代表的致癌物是导致恶性肿瘤发生的主要因素，科学研究表明吸烟会增加多种癌症发生的风险，包括肺癌、口腔癌、喉癌、食管癌、膀胱癌等，同样，烟草和吸烟也是引发其他多种疾病的主要原因。与吸烟相一致，酗酒同样也会增加患癌风险，而且这样的风险性主要与消化道肿瘤的发生直接相关，主要包括食管癌、肝癌、胃癌、结直肠癌等。对于那些既吸烟又喝酒的人员来说，那就是成了错上加错，其风险已经不是单纯性的相互叠加作用，而是一加一大于二的扩大效应。

（2）辐射暴露：所谓的辐射暴露主要是指电离辐射和紫外线照射，这些都属于物理性致癌因素。具体地说，就是我们在日常生活中接触的紫外线、放射线、放射性粒子等。近些年来，辐射性、物理性照射损害所导致的恶性肿瘤发生率逐年升高，尤其是恶性黑色素瘤的发生率提高明显，这些情况与不合适的太阳光或者其他人工紫外线照射直接相关，尤其是与长期、不科学的照射和暴露直接相关。

（3）病毒感染：近年来的研究表明，恶性肿瘤是一种基因性疾病，也是一种代谢性疾病，其发生与我们在传统意义上理解的传染性疾病、感染性疾病有着很大的区别。但是，统计表明，目前依旧约有20%的恶性肿瘤的发生与细菌、病毒的直接感染有关，其中，最为明显的就是乙型肝炎病毒、丙型肝炎病毒感染与原发性肝细胞癌之间的关系。可以说，在我国超过70%以上的原发性肝癌患者合并有乙型肝炎病毒或者丙型肝炎病毒感染的疾病史。或者说乙型肝炎病毒或者丙型肝炎病毒肝炎感染－肝硬化－原发性肝癌这样的三部曲成为很多肝癌患者的疾病过程。此外，人乳头状瘤病毒与宫颈癌的发生已经具有了明确的关系，随着病毒感染率的提高，宫颈肿瘤疾病的发生率明显提高，而随着人乳头状瘤病毒疫苗的使用，宫颈癌的发生率可以大幅度地降低，则进一步地揭示、阐明了病毒与疾病两者之间的关系。除此以外，人乳头状瘤病毒的感染还与肛门癌、口咽癌、头颈部恶性肿瘤的发生直接有关，也是影响治疗预后的主要因素。EB病毒与鼻咽癌、某些淋巴瘤的发生有关。幽门螺杆菌感染更是与部分胃癌和胃黏膜相关性淋巴瘤的发生直接相关。

（4）缺乏运动：随着社会的发展，尤其是随着城市化进程的不断发展，越来越多的人出现了久坐、少运动的时代标志，这也成为现代城市人口的共同疾病。如果在这样的基础上再加上无节制性的饮食，则会直接导致超重、肥胖的发生，这样就会显著增加乳腺癌、子宫内膜癌、卵巢癌、结肠癌等与机体营养、代谢直接相关的恶性肿瘤的发生风险。

（5）饮食不当：民以食为天，饮食成为人类生存的第一要务。但是，在当今社会中，饮食问题已经不再是吃饱的问题，更多的则是有关人类饮食结构合理性的问题。在目前很多人的饮食结构中，存在着各种不合理现象，这些也是导致恶性肿瘤疾病发生的主要原因。主要表现为饮食结构的不合理，碳水化合物、脂肪类饮食的比例过低或者过高，水果、蔬菜吃得过少，没有达到机体每天必需的数量，肉类特别是加工类肉食吃得过多，再则就是部分的营养不足、营养过剩的极端发生。其次是不良的饮食习惯和生活习惯，比如暴饮暴食，饮食无规律，喜欢长时间、频繁地进食腌制、熏制、烧烤、油炸类、高盐类食物。

（6）心理因素：有关恶性肿瘤的发生与心理性因素之间的关系目前尚不明确。但是，不可否认的是，恶性肿瘤还是一种心身性疾病，其发生与患者的精神、心理性因素直接相关。对于生活中长期处于精神萎靡、精神压力增高，生活中负性生活事件多，精神紧张，长期处于抑郁、焦虑状态的部分人员来说，确实可能给他们带来一系列的健康问题，最为直接的影响就是平素生活质量的影响，如睡眠障碍，食欲不佳，机体免疫水平降低，生活中极易发生疲乏、劳累等情况，而这些表现均可增加恶性肿瘤发生的风险。

15. "隐形"的肿瘤杀手

晚上，待时间过了凌晨，你如果在朋友圈里发一条消息。相信必定会招来一群"夜猫子"的点赞。

在北上广深这样竞争激烈的大城市里，年轻人通宵加班在目前看来也属于再常态不过的事情了。

就在不久以前，深圳有一位刚入职才 3 年的 25 岁公司女职员被查出肝脏占位，最后经病理学检查确诊为原发性肝癌。据她自己说，她在 10 年前检查出患有乙型肝炎的，由于自己正在读书，一直也没有进行系统的规范治疗，这几年学校组织的升学体检和单位组织的健康体检也没有发现什么大问题，更没有查出有什么肿瘤，自己也都忘记了还有这样的一个问题。近 2 年来，女孩入职深圳一家公司以后，工作一直比较辛苦，每天一走进公司的大门就立即进入繁忙的状态，加班对于她来说是一种常态，经常性的通宵熬夜更加成了家常便饭。最近一次的定期体检也是被一拖再拖，甚至最后也是不了了之，直到此次感觉不舒服就诊才发现了肝癌。

应该说，这个女孩确诊的肝癌与她长期患有的慢性乙型肝炎有着很大的关系，再加上她就职以后经常加班、熬夜，这种不健康的工作方式、生活方式就成为慢性乙型肝炎逐渐发展成为原发性肝癌的"催化剂"。真的是印证了那句话，即便是你有想熬夜的心，也要看你是否有熬夜的身体本钱，就算是年轻人这样自诩为铁打的身体，也有扛不住的时候。

说起熬夜这可是我们在日常生活中很常见的事情，单位里临时性的一个工作安排，同事、朋友间的小应酬，或者是遇见了自己喜欢的剧，偶尔的一次熬夜不会给我们大家带来什么影响。但是，对于当今的年轻人来说，尤其是那些在大中城市里打拼的年轻人来说，加班、熬夜已经成了很多人的家常便饭。殊不知，对于那些经常熬夜的人来说，熬夜给身体带来的巨大危害正一步一步地侵袭着你的身体，而且这样的危害还具有相当的隐匿性、损伤渐进性。

对于熬夜的损害，千万不要认为是你单纯损失了睡眠的时间，而且这样的睡眠时间是很难采用补觉的方式来弥补。由于我们的机体具有很好的时间节律、生物钟自控能力，这些机能都与机体的神经、内分泌、代谢等机制直接相关。经常性的熬夜势必导致人体神经机能调节的障碍，人体的内分泌、代谢功能发生紊乱，如此情况下发生植物神经紊乱，激素分泌紊乱而引发的超重、肥胖等结果也就不足为奇了。机体脂肪堆积，身体肌肉分解，直接导致身体肌肉率下降，体质变差也只是一个时间的问题。此外，俗话说熬夜伤肝也是一点都没错，睡眠是机体机能最为经济、实用以及免费的调节作用、功能。睡眠不足会导致肝脏的修复功能受到影响，损伤肝细胞正常的生理、代谢、功能。与之同时，熬夜也会使人体的皮肤损伤、老化、皮质化，使得心脏功能受损，植物神经紊乱，记忆力、注意力下降，肠胃功能紊乱则更加是常见的危害。最为关键的是，经常熬夜还会增加人群患恶性肿瘤的风险，熬夜最为直接的损害就是会导致机体的免疫力下降，机体内环境和内分泌紊乱，机体的新陈代谢失调，免疫因子的生成减少。这些变化都会使人体长期处于疲劳、精神不振的状态，人体易发生感冒、易过敏的情况。此时，各种致病性的因素就会乘虚而入，诱发恶性肿瘤的发生也就不难理解了。对于那些原本就具有肿瘤诱发因素、易患因素的人群来说，肿瘤发生的概率则会大增。多项研究证明，经常性的熬夜与乳腺癌、结肠癌、肝癌等疾病风险的提升存在紧密联系。

16. "魔高一尺，道高一丈"：肿瘤遗传与筛查

恶性肿瘤是一种明显具有遗传性因素、倾向的疾病，应该说，在恶性肿瘤性疾病的发生、发展过程中，遗传性因素起到了重要的作用。在诸多的恶性肿瘤中，是父母将肿瘤易患性遗传信息传递给了自己的子女，这个说法听起来是不是有一些残忍了？但是，事实就是这样。众所周知，遗传因素是恶性肿瘤发病原因中的主要因素，家族性基因遗传性因素也是恶性肿瘤在家族中遗传、家族中高发的主要因素之一。这样的结果也就解释了部分恶性肿瘤在家族中聚集发生的现象，如乳腺癌、肺癌、结直肠癌、胃癌、卵巢癌和前列腺癌等。

俗话说得好："魔高一尺，道高一丈。"既然恶性肿瘤具有明显的家族遗传倾向，对于部分恶性肿瘤的发生机制人类还没有很好地掌握和了解，部分疾病

的病因还不是十分的明确，那么，应对恶性肿瘤的发生、发展我们又能做些什么呢？尤其是对于那些具有遗传倾向的恶性肿瘤我们应该怎样应对？其实，在这个方面，国外早已经有了很多成功的经验，其具体的临床实施、操作已经相当地成熟，可以为我们提供很好的应对措施，那就是对于恶性肿瘤高危人群实施具有针对性的健康筛查，以期及早地在肿瘤的早期阶段发现恶性肿瘤，再实施早期诊断、早期治疗，同样就可以很好地提高肿瘤治疗的有效率，降低肿瘤死亡率，延长患者的生存时间，改善患者的生活质量。

对于具有遗传倾向的恶性肿瘤实施有针对性的健康筛查，主要根据肿瘤的具体特点实施检查方法和检测技术。

（1）乳腺癌：乳腺癌是一种具有明确易感基因调控的，与基因遗传直接相关的恶性肿瘤。据统计表明，家族中母亲或姐妹患有乳腺癌的时候，其女儿或姐妹患乳腺癌的概率将明显升高，比一般女性高出约3倍。乳腺作为体表器官，也就具有了更加适合实施乳房自检、自查的特点，也是有利于乳腺肿瘤疾病的及早发现。对于乳腺癌的早期筛查方法，临床上推荐使用钼钯检查。乳腺癌的X线检查（又称钼钯检查）是目前发现、诊断乳腺疾病最简单、有效的筛查方式，X线影像检查的敏感性更高，它可以看到超声或核磁共振等无法看出的微小钙化病灶。目前推荐40岁以上的女性，应该每年进行1次乳腺X线钼钯检查，对于45~69岁的女性，则每1~2年进行1次。

（2）卵巢癌：上皮性卵巢癌中有20%~25%患者的发病与遗传因素相关。数据统计与肿瘤遗传研究显示，家族成员中患有乳腺癌、卵巢癌、结直肠癌等疾病史，都可能导致家族中女性成员的卵巢癌发病风险增加。目前临床上常规的筛查方法主要建议采用血液中肿瘤标志物人附睾蛋白-4（HE4）与糖类抗原-125（CA-125）的联合检测。在目前常用的筛查手段中，多数情况下血液检查会联合影像学检查一同实施，除了常规的彩超检查以外，也有采用CT，甚至是PET-CT等影像学检查实施的，部分患者也有实施循环肿瘤细胞（CTC）检测模式提早发现血液检测，这些检查技术可以为高度可疑患者的早期发现提供依据。由于年龄本身即是肿瘤发生的高危因素，因此中老年女性更是卵巢癌筛查的主要人群。

（3）结直肠癌：家族性多发性结肠息肉、家族中尤其是父母患有结直肠肿瘤的，这些都是子女发生结直肠癌的遗传性高危因素，结直肠癌的家族聚集倾向相对较高，最高可以达到30%左右。对于结直肠癌的早期筛查而言，目前没有比肠镜更好的筛查方式。多个临床指南指出，大肠癌筛查一般建议从45岁开始，每年实施至少1次大便隐血检测，每5~10年需要实施1次高质量的肠镜检查。高质量的肠镜检查（结合具体情况配合病理组织活检）是及早发现、诊断结直肠癌的主要、有效手段。

（4）胃癌：胃癌的家族聚集倾向相对较低，占 5% ~ 10% 左右。但是，对于具有胃癌的家族肿瘤病史，尤其是直系亲属中具有胃癌史的患者则是胃癌的危险因素，其发病风险比其他人高 2 ~ 3 倍。和结直肠肿瘤的早期筛查方法一致，胃镜结合必要的活组织检查也是胃癌筛查的主要手段。胃癌筛查的目的就是要发现早期胃癌，争取实施胃癌根治性手术切除配合必要的综合治疗措施，只有这样才能够获得很好的治疗效果，在此方面，我们的近邻国家日本、韩国的胃癌早期诊疗经验就值得我们好好学习和借鉴。

（5）肺癌：肺癌的遗传性倾向与肿瘤的病理组织学类型具有一定的关系，鳞状细胞癌、肺泡细胞癌的影响更大一些。近些年来，大量的研究结果显示：对于高危人群实施低剂量螺旋 CT 检查是肺癌筛查的主要方法，尤其对于肺癌的高危人群而言，具有很好的筛查效应。而 X 线片、核磁共振、PET－CT 等检查均因为各自具有的不同缺点而不作为筛查的推荐。

（6）子宫内膜癌：子宫内膜癌的遗传性倾向相对较低，约占 5%，具有肿瘤遗传性因素发病的患者，其发病年龄一般相对也较小，低于常规平均年龄5 ~ 8 岁。目前最佳的筛查方法就是超声检查。普通超声、经阴道超声都是很好的无创检查手段，对于检查异常、高度可疑的患者，检查、诊断中建议结合分段诊刮、病理学检查等方法进一步确诊，这些也是确诊的最佳方法。

（7）胰腺癌：胰腺癌的遗传倾向虽然相对较低，与胃癌的结果和比例相似，占 5% ~ 10%。但是，如果家族中 1 位以上直系亲属，即父母、兄弟、姐妹、子女等罹患胰腺癌，其子女患病的概率就会大幅度增加。对于胰腺癌的筛查，目前尚没有统一的建议模式，各种检查模式的作用也略有争议，主要集中在筛查经济学方面的问题，但是，这并不是从检查实用性角度上确定超声内镜、增强 CT 等技术可以发现早期胰腺癌。

（8）前列腺癌：前列腺癌的发生与遗传因素具有直接的关系，直系亲属中有 1 人患病，其下一代发病的危险性就会增加 1 倍，如果是 2 人或 2 人以上发病，其下一代发病的相对危险性就会陡然叠加，增加至 5 ~ 11 倍。对于前列腺癌的筛查，主要是建议 50 岁以上的男性，应用前列腺特异性抗原（PSA）化验检查的方法实施。PSA 具有低价、方便、敏感、便于动态观察等特点，我们常规理解中的超声、CT 却不是很适合。对于检查中具有异常的患者，进一步实施PSA 动态监测，并在必要的情况下实施核磁共振检查以明确诊断。

17. 老年人被结直肠癌盯上了怎么办

随着年龄的增长，老年人群是恶性肿瘤的高发人群。结直肠癌的高发年龄中，尤其以老年人群为多见，这些原因也与老年人的组织、器官功能都有所减退，肿瘤性致病因素持续性作用有关。在临床上，老年结直肠癌的诊断、治疗也就有别于中青年人。此外，在我国，老年结直肠癌患者具有其特殊的病理组织学特点，如肿瘤的分化程度相对较好，病程发展相对较为缓慢，病期较长，其预后相对也较好。这些因素都给我国老年结直肠癌患者的诊疗带来了一些特殊的临床特点和问题。

老年结直肠癌患者的疾病发展缓慢，既是一个好的事情，也具有一定的诊疗隐患。说它是一件好事，主要是指肿瘤生长缓慢，为肿瘤疾病的诊疗提供了治疗的时机，此外，疾病发展的缓慢也有利于降低肿瘤对机体的损害。但是，由于老年结直肠肿瘤疾病发展缓慢，很多老年患者从有自觉性症状开始到临床确诊的时间一般都相对较长，据统计其时间为 3 个月到 3 年，平均 8.5～9.5 个月。此外，这些临床症状一般都缺乏临床特异性，症状也不十分典型，最常见的症状是便秘、大便带血，血便中有黏液，或者大便习惯改变。其次常见的临床症状包括：腹部肿块、腹泻、腹痛、贫血、体重不明原因的下降和急性、慢性肠梗阻等表现。这些常见的临床症状时常会因为与老年人自身已有的一些功能衰退症状相互混淆，或者是因为症状缺乏特异性而被老年人所忽略。由于老年人的生理功能逐渐衰退，对疼痛的反应能力差，因此以腹痛而就诊的患者相对比较少，加上分化较好的癌肿生长都比较缓慢，出现腹部包块而就诊的比例就明显高了一些，尤其是在结肠癌的患者中更是如此。严重者则是发生了肠梗阻、肠穿孔才来医院就诊的。

在临床上，多数老年结直肠癌的大便习惯改变以便秘为主，可以伴有便频和大便形状的改变。便秘、排便习惯改变等临床症状同时又是老年患者常见的临床表现。这些与老年人代谢能力下降，功能差，肠蠕动缓慢等因素有关。待出现结直肠恶性肿瘤的时候，除了肠道的机能进一步受损以外，肿瘤对粪便的阻挡作用也是极其明显的。若肿瘤的生长部位位于直肠时，大便形状可以直接发生改变或出现大便频繁等现象。血便、黏液血便等情况也较为多见，这些也是要与痔疮或肠道炎性疾病相鉴别的主要内容。对于已经明确了长期患有痔疮或炎症性肠道疾病者，临床上仍然建议实施肠镜检查，以排除或者确定是否存在或者合并结直肠肿瘤的可能性。

对于部分老年患者，如果出现了不明原因的进行性贫血、体重下降、腹部包块、腹痛、腹胀和发热等临床症状的时候，直接施行肠镜检查则是必须的事情，而且还要越早越好。还是那句话，正是因为老年人的结直肠肿瘤的生长隐匿，早期临床上可以无任何症状，加之老年人的反应迟钝，对一般的腹部不适容易忽视，极其容易延误诊断及延期诊断，这样的危害真的是伤不起啊。

18. 电子烟是你眼睛里的棒棒糖吗

不久以前，当我在网络上看到那个印象中如同冰山雪莲一般纯洁的男孩子在吞云吐雾地吸着电子烟的时候，原本在我心目中的那份洁净被彻底地打破了，我宁愿相信他是在吃棒棒糖。

接下来的则是网络上各种不同的解释和辩解：

电子烟不是烟！

电子烟没有危害！

电子烟是戒除烟草很好的替代品！

你会相信这些鬼话吗？

当你相信了这些烟草吸食者、贩卖者、利益集团者的鬼话的时候，我相信你再次中毒的过程又增加了一次洗脑的机会。

近些年来，一种被称之为电子烟的产品开始在市面上悄然销售起来，被销售的电子烟是一种模仿卷烟的电子产品，有着与卷烟一样的外观、烟雾、味道和吸食的感觉。电子烟一问世，就成了年轻人的宠儿，在 2018 年中国疾病预防控制中心统计数据中显示，我国 15 岁及以上人群中，48.5% 的人听说过电子烟，5% 的人曾经使用过电子烟，正在使用电子烟的比例是 0.9%。更加令人担忧、可怕的是，目前正在使用电子烟的人口中，主要以年轻人为主，其中又以 15~24 岁年龄组的使用率最高，大概是 1.5%。如此计算下来，在我国 15 岁及以上人群使用电子烟的人数大约在 1000 万。与之同时，在众多的电子烟宣传中，电子烟完全被美化了："电子烟不是烟""电子烟没有危害""电子烟是戒除烟草很好的替代品"，正是因为如此，容易接受新鲜事物的年轻人自然成了电子烟使用的主力军，他们也都会把嘴上叼着个电子烟当成一种时尚。

说起电子烟，它是一种由电池驱动的，加热油舱中烟油使之雾化，将尼古丁等化学成分变成蒸汽被客户吸食的一种烟草产品。如此说来，电子烟的烟油中的最主要成分还是尼古丁，尼古丁本身就是引发吸烟者对烟草高度依赖的物质，也是导致烟草成瘾性的主要内容和原因。这些涉世不深的年轻人中竟然有人认为吸食电子烟是一种时尚，或者想以此作为戒烟的手段，这是不是有些自欺欺人、饮鸩止渴呢？世界卫生组织曾明确表示：目前没有充分的科学证据表明电子烟可以帮助戒烟，因此也不建议将电子尼古丁传送系统，也就是电子烟作为戒烟辅助工具。在我国，目前也正逐步禁止使用、生产和销售各种类型的电子烟品种。

此外，电子烟的烟油中除了含有尼古丁以外，还含有大量的已知和未知的有机溶剂等化学性物质，这些化学性物质经加热后形成的电子烟烟雾中含有多环芳香烃等多种有害物质，这些物质可以损伤全身多种组织、器官，影响脏器的功能，甚至具有引发致癌的作用。电子烟中的尼古丁具有成瘾性已经是被明确的结论，释放出的气溶胶中含有乙二醇、醛类等传统烟草中不存在的新型致癌物质。电子烟在销售的过程中，商家为了讨喜各种不同客人，会在有机溶剂中增加不同口味的添加剂，这些物质在加热的过程中也会产生有害物质。如此说来，电子烟的危害一点也不亚于实际烟草的危害。电子烟的吸入雾气中含有有毒物质，是增加患癌症、心血管病或肺部疾病的主要因素和主要风险所在。因此说，电子烟美丽和时尚的外表其实都是一种可怕的伪装和虚假的宣传。

目前市场上对于电子烟的监管还是处于缺位状态，我国尚未出台统一的市场监管措施，市场上的电子烟产品标识混乱，烟油中尼古丁含量标志不统一，实验室检出各种有害成分的含量存在一定差距，这些实际上的危害标识不清，其实就是一种变相的模糊状态。再加上部分无良商家把电子烟粉饰成为"健康烟""戒烟工具"等，这就可能会造成使用者降低了其心理防线，摄入过量的尼古丁，最终导致严重健康风险。而在这其中，电子烟对于青少年、女性和孕妇的危害性则是最大的，电子烟二手烟也增加了对有毒物质的暴露。

记住世界卫生组织（WHO）那句宣传语："Never late for quitting smoking（戒烟永远不晚）。"

19. 降低恶性肿瘤死亡率的有效途径——"美国人的今天，中国人的明天"

2021年1月12日，国际上权威的医学杂志《癌症临床医生杂志》刊登了美国2020年的癌症统计报告：2020年（实际上是2018年的数据，统计数据与报告数据之间会有 2～3 年的滞后）是近 90 年来美国癌症死亡率降幅最大的一年。从 1991—2018 年的 27 年间，美国癌症总死亡率持续下降了 31%，尤其是最近 2 年的统计数据表明，美国癌症总死亡率下降的幅度每年都创新高，2016—2017 年间下降了 2.2%，而在 2017—2018 年间则下降了 2.4%。与之相对，就在 1 个月前，世界卫生组织（WHO）的国际癌症研究机构（IARC）同样也发布了 2020 年全球最新癌症数据，包括我国在内的世界上众多国家，其肿瘤发生率、死亡率依旧处于持续性升高的状态，而且，在全世界的范围内，乳腺癌已经超越了肺癌成为全球发生率最高的第一大癌症。严酷的现实和美好的期待似乎同时展现在我们的面前，我们也在思考，美国癌症死亡率为何能一直在下降？这样的结果是否也能为像我国这样的肿瘤发生率、病死率持续性升高的国家有所建议和提示呢？

在美国癌症统计报告和 WHO 国际癌症研究机构的报告中，几乎同时对美国、全球最新癌症数据研究报告的结果进行了分析，研究报告指出，美国癌症总死亡率之所以在近年来获得持续下降的状态，主要是依赖于全美 4 种最为常见癌症的死亡率出现了长期的下降，它们分别是：肺癌、结直肠癌、乳腺癌和前列腺癌。而对于这 4 种癌症死亡率下降的原因主要归功于对健康人群、恶性肿瘤高危人群的早期筛查、及早发现和早期干预、治疗。与之同时，在美国部分恶性肿瘤发生率、死亡率均出现下降的趋势，也与在美国开启、实施了近 50 年的全面禁烟运动，降低美国人口的吸烟率具有直接的关系。此外，更多地使用先进的抗肿瘤诊疗技术、方法，实施和应用各种高效、新作用方式的药物也是提高治疗疗效的主要因素。如此说来，美国恶性肿瘤死亡率下降的背后最为真实的原因是：全面禁止烟草、早期肿瘤筛查和新技术、新疗法、新药物的临床应用。

有了这样的结果支持，反观我们周围的具体情况。禁烟原本看来是一个最为简便、易行、有效的方法，在我们的现实生活中却成了推行起来最为困难的工作。对于禁烟活动的实现，主要还是寄希望于社会上更多的关注、科普、宣传，以及健全的法律、法规的管理和限制，如此，也是最大限度地减少烟草、二手烟、三手烟对于广大人民群众的健康危害。与禁烟、戒烟相对应，肿瘤的早期筛查也是一个首先转变肿瘤诊疗观念的工作，那就是将肿瘤的诊疗工作进一步地前移，改变传统的肿瘤诊疗观念，从治疗肿瘤转变为筛查肿瘤，再由肿瘤筛查向肿瘤防治改进。不得不说，对于美国已经施行了半个世纪，看起来很明确，说起来简单的作业，真正地让我们抄起来，实施起来还真的是一个不小的困难。

再回过头来简单看一下降低美国最为常见的 4 种恶性肿瘤死亡率的具体方法：对于肺癌而言，降低吸烟率是肺癌发病率和死亡率下降的首要原因。据统计，约 82% 的肺癌死亡是由吸烟直接引起，确诊的肺癌患者中 84% 的女性和 90% 的男性都曾经有吸烟史，这样的结果和危害你还能熟视无睹吗？统计表明：低剂量螺旋 CT 早期筛查，新技术新的诊疗方法，也是美国肺癌死亡率下降明显的主要原因。对于乳腺癌而言，越来越多的女性接受了对乳腺实施 X 射线摄影筛查乳腺癌的方法，这也是早期发现乳腺癌的首选方法。同样的是伴随着诊疗技术、理念、药物的进步，更是降低死亡率的主要进步因素。对血液实施前列腺特异性抗原（PSA）检测，是更早发现前列腺癌和治疗的进步，早期发现、早期干预致使其死亡率下降过半已经成为前列腺癌治疗成功的主要因素。而对于结直肠癌来说，估计没有什么技术、方法比肠镜早筛和早期治疗干预能够替代其作用的了。由此看来，美国 4 种最常见、高发癌症死亡率下降的原因主要可以归结为做到了早预防、早筛查、早治疗。除了必要的早筛查、早治疗，同时，日常生活中防癌的健康生活方式也不能少。试想一下，如果这样一份作业我们真的能很好地抄下来，未来的中国也会如今天的美国一样，恶性肿瘤的死亡率也会出现大幅度的下降，那个时候才算是真正实现了"美国人的今天，就是中国人的明天"。

20. 脱离剂量说防癌，那就是信口雌黄

最近总有患者和患者家属来询问我，在接受抗肿瘤治疗和日常生活中到底吃点什么可以达到防癌的作用，尤其提及最多的就是询问吃西蓝花是不是就可以达到抗癌的目的了。

关于西蓝花具有抗癌的说法，是由来已久的事情，真正的起源是 2019 年发表在《科学》杂志上的一篇文章。研究人员发现，西蓝花中特有的硫代葡萄糖苷在加工、烹饪的时候就会产生吲哚 - 3 - 甲醇，而后者刚好可以激活抑癌基因 PTEN。抑癌基因 PTEN 自然就具有抑制肿瘤发生的作用，这样也就达到了有效地抑制肿瘤细胞生长的作用。也就是这样的一篇文章，导致大家对于食物，尤其是西蓝花防治肿瘤产生了极大的兴趣。

但凡是各种说法之所以能在社会上流传，主要还是首先要有一个招人眼球的卖点，说到了大家的兴趣所在，再加上有一个大牌杂志的科学保障，有了这些条

件的保障，你是不是觉得这样就可以绝对相信这样的说法了，即通过"食疗"可以达到治疗恶性癌症的目的？呵呵，别高兴得太早，在此篇文章中，作者还告诉你，要想达到实验中的抗癌效果，需要每天吃下 3~6 千克的西蓝花，否则就没有这样的作用。看到这里，你是不是也感觉到了现实就是这样的残酷，刚刚看到的一点希望瞬间就被打破了，这样的食疗吃法显然是不现实的，更是不可能达到的。这也就是我们常说的一句话：脱离剂量说防癌，那就是信口雌黄。

其实，现实中虽然依赖西蓝花抗癌的目的有些虚无缥缈，但是，在日常生活中，我们还是建议大家可以多吃点西蓝花。因为西蓝花中含有多种营养物质，这些物质对健康还是有很大的积极作用。其他的健康生活方式其实还有很多，也需要我们在日常生活中不断地改变自己不良的生活方式，比如养成良好的饮食习惯，保证合理的膳食结构，注意饮食营养，多吃新鲜蔬菜、水果和粗粮，低盐食物，多吃具有抗癌作用的食物。从饮食的角度来说，一般认为能生食的蔬菜尽量生食，葱蒜类蔬菜、胡萝卜、绿色蔬菜、十字花科类蔬菜（花椰菜、大白菜、榨菜、油菜、芥菜等）和西红柿等均是有益的，这其中真的含有一定数量的防癌元素。当然了，与之同时还要坚持不吃霉变、变质的食物和熏烤、煎炸、腌泡食物等。

其实，在我们的生活中，时常也可以听到很多的有关某某成分具有致癌作用，某某成分具有抗癌效应。更有很多人当看见生活中有很多的致癌物的时候，立即感觉自己已经被致癌物所包围，或者是已经无法生活了。面对这样的情况，其实我想告诉大家的是，环境因素导致的恶性肿瘤是一个长期、慢性、缓慢、积累的过程，这其中的重点还是要看时间和剂量，还是那句话：脱离剂量说防癌，那就是信口雌黄。

21. 光鲜如白领，在肿瘤防治方面却如贫民

最近几年来，在恶性肿瘤的临床诊疗中，发现了一个奇怪的现象。原本认为恶性肿瘤是一个与发病年龄直接相关的疾病，也就是说恶性肿瘤原本是在老年人群中发生的疾病，到如今却频繁发生在年轻人的身上，尤其是那些经济条件优越的年轻企业高管，或者那些看似光鲜靓丽的白领。其实，展示在我们眼前的只是他们生活中光鲜亮丽的一面，在恶性肿瘤防治上他们的知识和防癌理念还真的是处于"贫民"状态。

说起恶性肿瘤的发生，在近些年来还真的出现了发病年龄年轻化的趋势，

很多恶性肿瘤的常见发生年龄和高发年龄都出现了明显的提前，如乳腺癌、结直肠癌、胃癌等。部分具有家族遗传倾向的恶性肿瘤其发病年龄更是提前了5~8岁。面对着这样的结果，这也使得肿瘤防治的战线被迫前移。尤其是针对那些身居办公室的白领们，在他们的身上存在着很多肿瘤疾病的隐患，这也是肿瘤疾病容易在他们身上发生的主要原因。

对于现在的办公室工作人员和白领们，大多时间处于一个久坐状态，缺乏运动，或者说是缺乏一定量的呼吸锻炼，尤其是缺乏必需有氧运动。有研究显示，必要的有氧运动对于心血管、肺部健康以及提高全身免疫水平都大有好处。与之相对应，对于办公室一族来说，他们在日常工作中主要承担的是高强度的脑力活动，工作压力较大，规律性工作相对较少，临时性事务随时可能出现，如此无规律性脑力活动压力对于身体的损害远高于单一的体力工作。此外，在各种办公室活动中，他们的生活不规律，加班成了家常便饭，夜间应酬多，熬夜、晚睡、通宵加班、晚起更是他们的工作与生活的标配，这样的生活节奏极其容易被打乱。饮食上的不规律，外卖几乎成了他们的三餐标准定式，浓茶、咖啡更是他们可以保持良好工作状态的续命神物和主要手段。最为主要的是，部分办公室的工作人员还有吸烟应对"寂寞"，"开拓"工作思路的习惯，饮酒则成为工作、生活和应酬上的主要内容。可以说，这些因素都成了诱发恶性肿瘤发生、透支生命的主要原因和协同手段。

身处大中城市的年轻人中哪里有容易二字，这也许是当今很多年轻人最为真实的写照。在紧张而快节奏的工作、生活之中，有几个人会关注自己的身体健康，了解一些疾病防治的基础知识。大家都因自己的年轻而忽略了日常的防护，常规的身体检查也是很少顾及。当一些小问题、萌芽事件来临的时候，大家又会以各种理由来解释，或者忽略掉，所以说，光鲜的仅仅是他们的白领身份，在肿瘤防治方面却如同贫民一般。

22. "女性不吸烟也会得肺癌"，用这个理由吸烟你可是弱爆了

最近，世界卫生组织公布了全球 2018 年肿瘤年报数据，不出任何意外，在全球每年新增的 1810 万恶性肿瘤患者和 960 万死亡的癌症患者中，肺癌又一次地在发病率和死亡率中遥遥领先。面对着这样的数字和肿瘤分布局面，我们自然又谈到了肺癌的发病病因，同时也要劝诫大家戒烟等问题。其实，在今年我们尤其需要关注的是女性患者的肺癌发生问题。

近年来，在我们传统意识中，那些越来越多的不吸烟的女性也被肺癌悄悄地盯上了，而且由于她们常常疏于关注自身检查，很多患者往往都是等到出现了明显的临床症状，如咳嗽、咯血、胸闷、胸痛等症状时才去就医，这时候发现的肺癌通常已经是发展至中晚期。此外，在我们的周围还有很多人们，尤其是那些吸烟或者与烟草具有一定关系的人们，他们则提出既然烟草是引发肺癌的主要原因，那么为什么那么多不吸烟的女性也得了肺癌，可以说这些家伙竟然使用这个理由来为吸烟或者烟草无害论找借口。我可是真想说："你的知识可是弱爆了……"

其实，在我国的女性肺癌患者中，还真的是呈现着这样的一个特点，那就是绝大多数的肺癌患者都是非小细胞肺癌，究其病理学亚型则是属于肺腺癌。而且大多数的女性患者都不吸烟。那么不吸烟的女性怎么也会罹患肺癌呢？

其实，在对女性肺癌患者的疾病相关病因因素分析中，你可以发现，女性患者存在的发病原因多数具有隐蔽性、潜藏性或者极其容易被忽视。比如，很多的女性肺癌患者中都存在着恶性肿瘤，特别是肺癌的家族史，而大部分肺癌的发生是因为家族性遗传性因素所致，也就是家族性基因突变遗传所致。此外，虽然很多女性患者表面上是不吸烟的，但是架不住在她们的周围有很多吸烟的，如父亲、丈夫、兄弟、子女、亲戚、朋友或者同事，在日常的生活和工作中，这样的被动性二手烟、三手烟的毒性产物对她们产生着更持久、更隐匿的危害。有研究显示，由于烟草燃烧时候的温度差异，从燃烧烟草外缘产生的二手烟，其中的有害成分和微粒大小具有远远大于直接吸入吸烟者肺内一手烟的危害。而附着在吸烟者周围的三手烟微粒则因为其微粒更加微小，具有更强的附着力，更加持久的黏附时间，也就同样具有更大的隐蔽性而损害着无任何防护的受害者，这其中家庭中的女性和孩子自然成了最直接的受害者。其实，在我们的居家生活中，还有一个极其容易被忽视的女性专属的地方，那就是厨房。在厨房中有着众多的可以直接导致肺癌发生的因素，或者是协同、促发因素，这些都是导致女性发生肺癌的主要因素。在厨房中，最容易被我们关注的就是厨房油烟，这些已经被证实是肺癌发生的主要因素。房屋装修，尤其是厨房装修中使用的建材污染，比如含有放射性元素的大理石，木制材料中的甲醛和其他化学性黏合剂，装修材料中氡气污染更是容易被我们所忽视的危害极大的致癌因素。女性在这样的环境中"享受"着家庭的特殊待遇，是不是一点也不亚于那些吸烟所带来的危害呢？

23. 无形的肺癌杀手：氡气

一提起"氡气"，你是不是有些丈二和尚摸不着头脑的感觉。你可能不知道它是什么，它来自哪里，它会有什么危害。如果我再告诉你，氡气是在我们的日常生活中，仅次于烟草而诱发肺癌的第二大因素，你是不是感到一些恐怖，其主要的原因就是你对这个生活中的"杀手"根本就不了解，还怎么进行必要的防护。

其实，氡气是一种放射性元素气体，普遍存在于我们的日常生活环境中。研究发现，氡对人体的辐射伤害占人体所受到的全部环境辐射的 55% 以上，其发病的潜伏期更是可以长达 15 年以上。在美国，每年约有 5000 人死于由氡所引起的肺癌。因此，氡也是在美国引起肺癌的第二大因素。在我们的生活中，氡的分布很广，几乎是时时刻刻都在你的周围，氡气也是居家污染的最为主要的因素。

在我们的生活环境中，氡气主要来自从房基土壤中析出的氡，这些氡气的产生几乎是无法避免的，尤其是那些低层建筑，如 1~3 层的居民，从土壤中析出的氡气是居家中氡气的主要来源。此外，楼房的建筑材料和家装过程中的装修材料中析出的氡也是居家中氡气的主要来源，如大理石、花岗岩、砖砂、水泥及石膏之类都是居家氡气长期产生的来源和居家的危险因素。对于那些从事开采业、矿业的工作人员，其职业过程中长期接触而导致的职业性因素也是诱发矿工肺癌的主要因素，已经被我国列为法定的职业病范畴。说到这里，你是不是有些恐慌，或者是有些不知所措，感觉自己已经开始怀疑人生了。其实，这完全没有必要，因为我们人类毕竟是生活在这样的世界上，我们能发现导致我们危害的原因，我们自然也可以找到最为适宜的处理和解决问题的办法。

知道了氡气的产生原因和途径，我们也就有了很好的解决办法。应对土壤和地基中产生的氡气，最为有效的办法就是避免居住在 1~3 层的低层建筑中，在建筑时，建筑的第一层设置成悬空层也是一个很好的办法，这些都是从根本上解决土壤和地基中氡气产生的主要途径。在实施建筑和家庭装修的时候，建议最大限度地监控、适当地选择家庭装修的石材和材料，尽量避免使用纯天然大理石、花岗石等这些所谓的高档石材，适当避免豪华装修。对于那些已经完成装修的居所，增加开窗换气时间是目前一个很好、有效地降低室内氡气含量的办法。据实验统计分析，室内环境开窗换气 1 个小时，可以降低室内氡气含量的 2/3，分阶段的连续性 2~3 小时以上的通风换气，可以使居所内的氡气含量大幅度地下降，并且达到安全的范围。如果能在居室内再适当地饲养一些吊兰、仙人球、绿萝等这样的绿色植物，则也对消除室内的氡气具有一定的作用。如果条件允许，还可以使用空气净化器进行更加有效的措施。

24. 从"罕见病"到"发病率第一"，谁是第一推手

肺癌是目前全球范围内发病率和死亡率均排第一的恶性肿瘤，可是你知道吗？在 100 多年前，肺癌在疾病谱中还算是一种罕见病，为啥到现在就发展得这么快？这个从"罕见病"到"发病率第一"的过程中，肺癌都经历了什么？谁又是这个第一的直接推手？

说到了这个头号推手，我们就不得不说一下香烟了。早在 100 多年以前，抽吸香烟还是很少人喜欢做的事情，或者说这是一个未能获得普及的习惯。此后，随着吸烟人群的逐渐增多，到了 1920 年左右，肺癌发病率也开始有了直线性的上升，这样的数据和现实情况也逐渐地引起了政府和专业人士的注意。此后的各项研究都是围绕着烟草燃烧时候烟雾中的成分来进行。研究发现，在烟草烟雾中有超过 7000 种的化学物质，其中已知至少有 250 种是有害的，至少有 69 种物质可致癌，正是因为这些物质所导致的致癌作用，才使得肺癌的发生率不断攀升，也就是说，一个人如果持续性地吸烟，就可能会导致肺癌。如此也就是将烟草与肺癌之间联系了起来。吸烟与各种疾病之间的关系已经十分明确，大量的流行病学因素确定其间具有直接的关系。吸烟人群肺癌的患病概率是非吸烟人群的 8~20 倍。

其实烟草的毒害作用具有很大的隐蔽性，不被人们所注意，隐匿危害性大的同时也具有影响时间长的特点。很多的年轻人在年龄很小的时候吸烟，那个时候身体上因为年轻而未显示出烟草的危害性。随着时间和烟草吸食量的累积，这样的危害就会在恶性肿瘤、慢阻肺、消化系统、泌尿生殖系统、心脑血管疾病的发生上起到了作用。吸食烟草可以使非吸烟者的冠心病风险增加 25%~30%，肺癌风险提高 20%~30%。尤其是对于妇女、孕妇、婴幼儿的影响则是更大。除了烟草烟雾的直接作用，烟草中的二手烟雾也可以引起严重的心血管系统疾病和呼吸道疾病，冠心病和肺癌则是最为主要的两个内容，对于绝经前的女性如果暴露于二手烟烟雾中就会增加罹患乳腺癌的风险。

随着烟草吸食范围的增大，人们受烟草的危害也越来越明显，在流行病学

领域的研究也逐渐深入，人们也是越来越进一步地认识到烟草的危害性。直到 20 世纪 70 年代开始，世界上很多国家开始逐渐意识到烟草的危害性，并实施了以限制性生产、销售、使用为主要内容的全面禁烟运动。经过了长达 30 余年的努力以后，以美国为代表的禁烟模式显示出明显的禁烟效果，在欧美等诸多国家中，逐渐地出现了肺癌发生率渐进性下降的趋势。如此一正一反的两个研究结果证明：香烟是让肺癌成为第一大癌症的主要原因，也是肺癌的第一大推手。

25. 年轻人，你嘴里叼着烟草的样子很酷吗

每每在公共场所里看见那些年轻人，甚至都还是一群学生，他们装作酷酷的模样，嘴里叼着烟草的样子，我们不由得想告诉这些孩子们，你是觉得此时的自己很酷吗？你们表面上是在吸食着烟草，而实际上是在吸食着自己的生命！

吸烟的危害毋庸置疑，然而在我国，据保守估计，吸烟人口的数量为 3.5 亿左右。全国 15 岁以上人群的吸烟率高达 37.6%，其中男性和女性吸烟率分别为 66.9% 和 4.2%。将我国两次吸烟人群调查结果实施人口数据标准化后进行比较显示，近年来的人群吸烟率虽然有了一些下降，但是由于中国社会已经进入了老龄化状态，吸烟人口总数依旧处于增长的状态。与吸烟人口增长形成的危害相比，烟草给人们带来的更加明显的危害却是：我国目前存在严重的吸烟低龄化的倾向。据不完全统计，目前我国 15～24 岁年龄组人群吸烟率呈现显著升高的趋势，人群开始吸烟的平均年龄已经由 30 年前的 22.4 岁下降为 19.7 岁，而且还有进一步低龄化的趋势。同样都是吸烟，不同年龄阶段的人群吸烟，其危害会一样吗？答案是否定的。

有研究表明，接触烟草的年龄越小，发生的烟草损伤和危害性就越大，其原因主要与烟草中的有害成分对于烟民的正常组织、器官的损害直接相关。这些损害对于年轻人的年轻、稚嫩的组织、器官而言，具有最为直接的损害，部分损害的严重性是无法纠正和修复的，如神经系统的损害甚至是不可逆的。

吸烟对正在发育成长中的年轻人具有极大的健康危害，其损害表现在对骨骼发育、神经系统、呼吸系统及生殖系统等均具有一定程度的影响。由于年轻人尤其是青少年，在特定的生长发育期里各个系统的组织、器官的发育尚不完善，各种功能也不健全，抵御外来的损害性伤害的能力极弱，这样就形成了烟草损害重、持续时间长、危害大的特点，这也是与成人吸烟危害相比的主要差

异所在。此外，由于青少年的呼吸道比成人狭窄，呼吸道黏膜的纤毛发育也不健全，因此吸烟会使得呼吸道受损害并产生炎症，增加了呼吸的阻力，使肺活量下降，影响青少年胸廓的发育，进而影响其整体的发育。尼古丁是烟草中含量最大的致瘾物质，也是对脑神经具有较强毒害作用的物质。年轻人较早地接触尼古丁，会使学生的记忆力减退、精神不振、精神萎靡、学习成绩下降。这也是吸烟学生的学习成绩比不吸烟的学生低的主要原因。此外，年轻人正处在性发育的关键时期，烟草中的有害物质会导致睾酮分泌下降20%～30%，可以直接导致精子减少和畸形的发生。对于女性则可以使得少女初潮期推迟，经期紊乱。年轻人吸烟还会使冠心病、高血压病和肿瘤的发病年龄提前。心脏病更是烟草的危害重灾区，据统计，每5个心脏病死亡因素中，就有1个可能与吸烟有关。糖尿病也是一个主要的损害结果，吸烟是2型糖尿病的主要危险因素之一。大量的临床资料显示，开始吸烟的年龄越小，对健康的危害就越明显、越严重，15岁开始吸烟者的整体死亡率要比25岁以后才开始吸烟者高55%，比不吸烟者则高出1倍多。

可以说烟草的危害几乎可以波及全身所有的组织与器官，其中主要包括肺脏，这是烟草的第一大危害器官。肝癌也与吸烟有关，烟草是增加肝癌发生的主要风险。其他的损害还包括性功能异常，如ED、异位妊娠、视力丧失（白内障和青光眼风险）、类风湿性关节炎、结直肠癌、脑卒中、膀胱癌、宫颈癌、免疫系统受损等几十种疾病。

26. 健康生活方式让你少招惹乳腺癌

2020年世界卫生组织公布了全球2018年肿瘤年报数据，在恶性肿瘤发病率的数据统计中，乳腺癌的发病率已经超越以往的肺癌成为目前发病率最高的恶性肿瘤。而且，随着目前恶性肿瘤发展的态势，乳腺癌的发生率还具有进一步持续性升高的趋势。对于乳腺癌的发生、发展，除了与遗传性因素具有一定的关系以外，其他很多的高发性因素均与我们的日常生活方式、生活习惯息息相关。从这个角度上说，健康的生活方式将会最大限度地减少乳腺癌的发生。或者说，健康的生活方式可以让你最大限度地减少招惹乳腺癌的机会。

（1）保持健康的体重：肿瘤流行病学资料已经明确了超重、肥胖是增加包括乳腺癌在内的多种恶性肿瘤疾病危险的主要风险之一。尤其是在女性进入更年期之后，大多数的内源性雌激素主要来源于脂肪组织的转化，如此说来肥胖－脂肪组织－雌激素－乳腺癌就形成了又一条完整的雌激素风险链条。同样，超重的女性体内胰岛素水平也相对较高，研究显示，机体中胰岛素水平的高低与乳腺癌的发生也有着密切的关系。这样说来，对于女性朋友来说，适当地减肥，控制好自己的体重使之处于健康的范围之内就显得尤为重要，尤其是对于那些更年期后的女性，维护良好的体重会在临床获益多多。

（2）锻炼身体并避免久坐：缺乏有效的身体锻炼，长时间地坐着工作、休息成了现代人的通病，尤其是对于那些办公室一族而言，"996"的工作模式、加班、追剧、电脑前久坐对于他们已经成了家常便饭。而多项研究表明，定期进行有效的体育锻炼可以很好地降低患乳腺癌的风险。所谓有效的体育锻炼是指每周至少要进行 150～300 分钟的中等强度的体育运动，或者是 75～150 分钟的剧烈运动。最佳的中等强度运动时间要保持在每天 30 分钟以上，而单次运动时间的有效记录时间则不低于 10 分钟，也就是说如果单次运动时间低于 10 分钟则难以达到预期的目的和效果。这样的运动总量、时间总量是可以实施每天的累计和叠加，应该说有效的运动可能是你最佳的健康选择。与之相对应，还要避免久坐，如坐着工作，单纯依赖躺着的模式进行休息，看电视和其他形式的基于屏幕（手机或者电脑显示屏）的娱乐方式都是乳腺癌的最大帮凶。

（3）遵循健康的饮食习惯：健康的饮食习惯包含有各种类型的蔬菜、富含纤维的豆类、各种颜色的水果以及全谷物饮食。日常生活中最好避免或限制红肉和加工肉类的饮食，现代人生活中的加糖饮料、高度加工食品和精制谷物产品也是非健康食品中的主要物质。合理的饮食结构和内容可以为我们提供重要的营养成分，同时也可以帮助人们保持健康的体重。

（4）最好不要喝酒：饮酒会增加罹患乳腺癌的风险，这已经是被明确确定的发病机制。说到饮酒，应该说对于女性饮酒者的健康酒精推荐剂量是 "0"。目前没有任何证据显示临床上存在着所谓的 "健康的饮酒剂量"。"小酒怡情、大酒伤身" 只不过是饮酒者为自己的饮酒创造出来的借口而已，至于说到因为饮酒不成而导致的心情不悦，那更是自欺欺人的鬼话。在日常生活中，大量饮酒不只是会影响健康，甚至是会进一步危害身体组织、器官的功能。这里所说的 "大量" 主要是指：在任何一天中喝酒的数量都不要超过 1 杯，1 杯是指约 340 毫升的普通啤酒，约 142 毫升葡萄酒或约 42 毫升的烈性酒。

（5）谨慎使用激素替代疗法：激素替代疗法曾经是 20 世纪很长一段时间里，更年期女性最为热衷的延年、美容的神奇操作。虽然激素替代疗法对更年期女性的卵巢功能衰退具有一定的治疗作用，但是，这一操作也是增加罹患乳腺癌的主要风险。近些年来，激素替代疗法中更新了激素使用的成分，对于单独使用雌激素的研究有了一些新的进展，但是，激素疗法本身所具有的危害性还是不言而喻的。因此，从包括乳腺癌在内的激素依赖性肿瘤发生的角度上出发，临床上依旧建议实施替代治疗的女性，最好权衡激素替代的使用利弊，采用适合的其他治疗模式、方案，或者最大限度地使用最低激素的剂量，尽可能地在短时间内应用。即便如此，此类患者也应列为乳腺癌高危或者需要严密实施肿瘤筛查、随诊的人群。

27. 23 岁男孩的直肠癌，原因有一半是怨自己

最近我与我们医院消化内科的余主任在聊天时，她说出了一个让她有些郁闷的事情。那就是在最近的 1 年多的时间里，她和她团队的医生们已经在内镜下发现了好几个特殊的胃肠道肿瘤患者。之所以说他们特殊，其主要的原因是这些患者的年纪均不足 35 岁。尤其是最近的一个年轻人竟然只有 23 岁，也就是刚刚大学毕业 1 年的时间。这些患者的疾病特点中，除了年龄上年轻以外，这些病人还有的一个共同的特点就是对疾病认识不足，就诊的时候总是拖拖拉拉，最早出现的临床症状到确诊的时间都超过了 1 年以上。

说到刚刚大学毕业才满 1 年多的小李，和其他在大城市中新入职的公司员工一样，也是一个典型的"996"，工作中加班、通宵已经成了家常便饭，繁忙的时候也会把自己的工作变成"9n7"模式。说起来这样的工作模式一点也不奇怪，就在小李大学毕业前的实习期间，他就是实习团队中有名的拼命三郎，凭借着扎实的基本功和勤奋的工作态度，他在实习期间就能和在职的公司员工一样拼命工作，快速地掌握了实践工作技能，获得了公司的赞赏并且直接被签约毕业后入职、留用。然而，就在入职后的一段时间里，他就经常发现自己的大便之中有带血的情况，由于当时是刚刚毕业入职，他除了便血也没有什么其他不适，他自以为是刚刚入职压力比较大，再加上饮食也不规律而得了痔疮，因此自己也就没有太在意，一直就是使用痔疮栓对付着。几天前，小李因为便血突然间增大，同时伴有腹部和肛门区域的疼痛而就诊，经过肠镜和组织病理学检查以后确诊为：距离肛门 3 厘米的直肠中低分化腺癌。

在我们的日常生活中，和小李这样的年轻人一样，很多人都认为恶性肿瘤是中老年人才会罹患的疾病。可是，在目前的医疗现实中，恶性肿瘤却是频繁地发生在年轻人的身上，肿瘤科医生们也发现目前恶性肿瘤的发病年龄明显出

现了年轻化的趋势。原来是 50～55 岁以后才出现的恶性肿瘤高发的现象，如今已经是大幅度地提前了，部分肿瘤的高发年龄可以提前 5～8 年，年轻不再是恶性肿瘤发生的禁区，年龄也不再是恶性肿瘤发生的主要影响因素。随着恶性肿瘤发生率的不断提高，肿瘤发病年龄的不断提前，也引发了人们对肿瘤发病病因的进一步探讨。说起恶性肿瘤的发病病因，除了部分患者具有明显的家族肿瘤病史以外，其他很多患者的病因都是与其不良的生活习惯、不良的工作学习环境因素以及紧张的工作压力等直接相关。

说到这里，再回到我们今天故事中的主人公小李。不论是在学习阶段还是入职以后的工作阶段，他和目前很多职场上的年轻人一样把"996"当成了自己工作、生活中的普遍现象，大家都在各自的工作岗位上拼命工作，繁杂的业务和无穷的任务把他们完全压垮在办公室的文案前，久坐、缺乏运动成为常态。对于那些承担着高强度脑力劳动的员工，工作压力更是巨大，每天都要面临着随时出现的各式各样的问题，规律性工作又少，临时性事务随时可能出现，如此的脑力活动和工作压力对于身体的损害远远高于单一的、机械性的体力工作。此外，这些年轻人在他们的工作期间基本上处于一个满负荷的工作状态，除了办公室和厕所之间的路径以外，其他的运动基本没有。少得可怜的业余生活中，占用的都是他们的休息时间，如此势必导致他们的生活不规律，夜间应酬明显增多，熬夜、失眠、晚睡、通宵、晚起又成了相对应的家常便饭，生活节奏极其容易被打乱。在这样的工作、生活节奏中，年轻人的饮食也很难获得规律，点外卖成了饮食中的常规，快餐、即时的油炸食品成了打发三餐的主要内容，浓茶、咖啡是续命的主要手段。最为主要的还有使吸烟、饮酒等不良习惯成为生活和应酬中的主要内容。可以说，这些因素都成了诱发恶性肿瘤发生、透支生命的主要原因和协同手段。

对于很多年轻人，在日常生活中当他们发现自己身体上出现一些异常现象的时候，很多年轻人都会不重视，感觉自己年轻，身体基础好，不会有什么大问题，随便应付一下就可以过去了。此外，在日常紧张的工作、学习中，每当出现了一个问题的时候，他们又会用各种自己休息不好、压力太大、工作紧张、饮食不当等眼前的理由、因素给予一个对应的解释来安慰自己，这样就使得真正的危害可能被直接地掩盖掉了。再则，在紧张的工作之中，年轻人也是没有时间去就诊、检查或者治疗，如此也时常会把一些简单的小病、早期疾病"养"成了大病、晚期疾病。说到了这些方面，小李可谓是集这样几件事于一身的代表了，23 岁男孩的直肠癌，其原因有一半都归于自己。

28. 你的哪些行为是癌细胞的克星

谈癌色变是现在很多人的共同感受，这样的感受与目前临床上恶性肿瘤的治疗疗效还不尽如人意直接相关。但是，你知道吗，那些看似张牙舞爪、横行霸道、无恶不作的恶性肿瘤细胞其实也怕你，它们最怕你做这样的几件事，因为只要你习惯性地做这样几件事，他们便没有了生存的机会。这样说来，我们对于恶性肿瘤细胞是不是也没有必要那么恐惧了，或者说当我们手中有了应对恶性肿瘤细胞的克星的时候，我们其实也可以把恶性肿瘤当成一类完全可以预防的疾病。它的发生除了基因遗传性等不可控因素以外，大多数还是与我们的饮食习惯、生活习惯、生活环境和心情、心态有着直接的关系。通过健康的生活方式，预防肿瘤是完全可以实现的。

（1）克星一，每天养成喝水的习惯：说起喝水，建议成年人每天分次喝水总量达到1500~2000毫升。多喝水的直接受益者就是泌尿系统，尤其是具有预防膀胱癌发生的作用。随着饮水量的增多，尿液排出量也会对应地增多，如此情况下各种致癌物质便可以从尿液中尽快地排出，增加的尿量可以直接地降低致癌物的作用浓度，增加的排尿次数也很自然地减少了含致癌物的尿液对膀胱黏膜的刺激作用时间。这样的结果对于膀胱癌的诱发因素来说自然是起到了一个双重的降低作用效果。除此以外，多喝水还可以促进机体其他组织、器官的新陈代谢，加速机体有害物质的代谢、排泄和转化，维护机体正常的生理功能和微环境的稳定状态，好处自然也是相加或者加倍的。

（2）克星二，你有一个好心情：众所周知，恶性肿瘤既是一种基因性疾病，又是一种心身性疾病。所谓的心身性疾病说的就是人类个体在心理、行为上的改变、变化会使人的机体组织、器官的生理功能发生相应的改变，同时，人体生理功能的改变也会导致个体在心理、行为上的改变。人体的心理、行为改变与机体生理功能的改变，两者之间是相互作用、相互影响的，具有互为因果的关系。正是因为如此，如果一个人长期处在一个不良的心境、情绪状态下，就会直接影响到人们的机体状态。研究表明，不良的情绪可以直接影响机体的免疫水平，尤其是那些与肿瘤直接有关的负性情绪，包括抑郁、强烈的挫折感、无望和无助等。在对恶性肿瘤患者的调查中，很多患者在其发病的前一段时间里，都会有或重或轻、或长或短的负性情绪，或者负性生活事件的干扰。这就要求我们在日常生活中学会如何调整我们的心情，改变我们的情绪状态。其实，改变这样的不良状态有很多的模式和方法，如与多人交流，释放和缓解压力，做一些自己喜欢或者可以提高专注度的事情，用一些自己感兴趣的事情来替代眼前的不快，调整自己的心态使之不纠结于眼前的困难。应该说这些方法都是好办法，不过这些说起来容易，实施起来还真有些困难，即便是这样，我们依旧是要告诉大家，务必要保持一个好的心态，至少要保持自己有一个大心脏。

（3）克星三，戒烟并远离烟草：戒烟、控烟、远离烟草是防癌的"头等大事"，这样的话题在今天看来绝对不再只是一句口号，烟草的危害真的是地球上的人都知道的，而且这样的实例也是随手抓起来就是一大把。不只是单纯说肺癌的发生与烟草具有直接的关系，在很多其他恶性肿瘤的发生上，如头颈部肿瘤、食管癌、胃癌、乳腺癌、肝癌、结直肠癌、前列腺癌等也与烟草直接相关。而且烟草还是引发或者加重其他疾病，如心脑血管疾病、糖尿病等的主要协同因素。正因为如此，如同世界卫生组织推荐的宣传语那样：及时戒烟，任何时候都不晚。同时，我们唯一要再说的就是拒绝那些顽固不化的反驳者、个案叫板者。

（4）克星四，酒精摄入"0"剂量：1987 年，国际癌症研究机构首次将酒精归为致癌物，在此后的多项研究中都证明，酒精是多种恶性肿瘤的主要诱发因素、促进因素。在对酒精日常使用剂量的推荐研究中显示，目前没有证据表明安全的酒精推荐剂量超过了"0"剂量。如此说来，不论是饮用何种酒类，饮酒多少对于预防肿瘤来说都是不健康的。至于在老百姓中所言的"小酒怡情、大酒伤身"之说，那只不过是一些好酒者和利益集团者对于酒精的掩饰形容罢了。

（5）克星五，你是运动达人：很多人都有这样的感受，离开久坐的办公桌椅，走出户外参加适当的体育锻炼，出一身臭汗之后顿时感到周身轻松，此时的人们没有了周身的疲乏，反而精神抖擞，似乎还可以忘却运动前的不快和烦恼。有人说运动是最好的健康良药，其实，体育运动、锻炼不仅有助于减肥或保持良好的体形，而且对恶性肿瘤的发生也具有预防作用。运动能有效地改善机体免疫系统的功能，降低胰岛素和胰岛素样生长因子的水平，减少身体脂肪含量，消除肥胖和过多的脂肪。世界卫生组织推荐健康的成年人每周至少进行 150 分钟中等强度的有氧运动，或者 75 分钟的高强度运动，或者两种运动等量的组合更是一种有益的推荐。

（6）克星六，你健康的好身材：近年来的流行病学研究表明，肥胖是多种疾病的主要诱因和促发因素，尤其是心脏病、糖尿病、骨质和关节性慢性疾病的高危风险因素。同时，肥胖还是恶性肿瘤性疾病的高危风险因素。世界卫生组织的国际癌症研究机构（IARC）在对体重与癌症风险关系的研究中表明，肥胖会增加20余种恶性肿瘤的发生概率。无论男女，身体质量指数越大，患癌风险越高。大约有9%的癌症与肥胖有相关性，其中尤其以结肠癌、食管癌、肾癌、子宫癌和乳腺癌等为多见。其他的恶性肿瘤还包括胃癌、肝癌、胆囊癌、卵巢癌、胰腺癌、脑膜瘤、甲状腺癌、多发性骨髓瘤等。

（7）克星七，你是健康饮食达人：健康饮食是每个人追求的目标，可是在我们的身边，总有一些人就是经受不住特色小吃、美食的诱惑，不惜以自己的身体健康为代价去享受美食。已经有明确的基础与临床研究结果显示：胃肠道恶性肿瘤与不良的饮食习惯有着密切的关系，高盐、腌制、熏蒸、油炸、烧烤类食物，因富含有亚硝酸盐而具有了很强的致癌性。健康的饮食则是要鼓励大家均衡饮食的结构、品种和数量。坚持每天吃各种各样的食物，如水果、蔬菜、谷物、蛋白质和乳制品。

（8）克星八，你享受着充足、优质的睡眠：现代人的生活中加班、忙碌与熬夜已经成了常态，白天工作忙碌，晚上又习惯熬夜，不能按时入睡，也就成了自然。即便是躺下睡着了，睡眠质量低下也是损害身体健康、改变机体内环境的主要因素，长期处于亚健康状态，也给癌细胞提供了有利条件。因此有人说，良好的睡眠是免费的机体机能恢复的加油站。

（9）克星九，防晒有道：近些年来，不正确的阳光照射和不健康的紫外线滥用是导致皮肤癌、恶性黑色素瘤发生率显著升高的主要原因。无论是哪种原因，这些均与紫外线的辐射直接有关。在日常生活中，我们鼓励适当地晒太阳，它是补充机体内源性维生素D的最好方式，但是适当地补充与我们提倡的拒绝暴晒、拒绝紫外线滥用有着本质上的区别。

（10）克星十，科学体检、定期筛查：到目前为止，我们几乎找不到其他可以替代恶性肿瘤筛查发现早期恶性肿瘤的好方法。早期检查、早期诊断、早期治疗已经成为提高恶性肿瘤治疗效果的主要手段。筛查不同于普通的常规体检，临床上注重的是肿瘤筛查的直接性和有针对性。目前的临床研究显示，通过临床症状发现早期肿瘤的模式几乎是不可能的，这样也就彻底地打破了利用早期临床症状发现早期恶性肿瘤的伪命题。科学的体检和定期的有针对性的肿瘤筛查是提高恶性肿瘤早期诊断率，及早发现早期恶性肿瘤，提高手术切除率，延长患者的生存期，改善临床症状，提高肿瘤患者生活质量的有效手段。

（11）克星十一，科学理智的室内装饰装修：居家装修、市内装潢已经成为现代人居住的基本要求和条件。但是，在家装和装饰的过程中氡气、甲醛、苯以及其他的放射性物质也会随着居家装修和家具而进入新居。这些毒性物质在居家的封闭环境中可以蓄积很高的剂量，最终会因为与我们一起生活而被呼吸、接触、辐射而损伤我们的身体，这也是导致我们的健康受到损害的主要内容。应该说，这些因素的损害是极其隐匿的。能够避免使用则是最好，其次安全有效的简便方法就是定时开窗通风换气。

（12）克星十二，远离导致感染的 11 种病原体：恶性肿瘤是一种基因性疾病，已经被人们所公认，其实，恶性肿瘤还是一种感染性疾病。目前的研究表明，人类约有20%的恶性肿瘤与部分病毒、细菌和微生物的感染直接相关，也就是说，感染是导致生物源性恶性肿瘤的主要原因。目前，被国际癌症研究机构认定的具有致癌性的 11 种病原体包括：幽门螺旋杆菌、乙肝病毒、丙肝病毒、HPV、EB 病毒、HIV、泰国肝吸虫、华支睾吸虫、埃及血吸虫等，这些感染性因素与胃癌、胃淋巴瘤、原发性肝癌、宫颈癌、鼻咽癌、口咽部恶性肿瘤等多种恶性肿瘤直接相关。

29. 颠覆你的认识：前列腺癌基因，传男又传女

女儿患有卵巢癌、乳腺癌，你会觉得这个与妈妈一方的遗传基因直接有关。然而，现代的基础科学研究结果显示：在女儿身上发生的卵巢癌、乳腺癌等疾病的致病基因也可能是来自其父亲，而且与父亲的前列腺癌基因直接相关。听到这里你是不是有些懵圈了呢？

说到前列腺癌，大家都会绝对地认为这是男人的"专属"，和女同胞们没有半毛钱的关系。然而，新近的研究表明：前列腺癌不仅具有很强的家族遗传性，而且其遗传基因还存在着很大的变异性，这样的变异性也会极大地提高其女性子女罹患恶性肿瘤的风险，这可是极大地颠覆了你对世界的认识。正可谓是男性前列腺癌的遗传基因也是可以既传男又传女的。

众所周知，前列腺癌的遗传风险极大。父亲如果是前列腺癌患者，其儿子或兄弟患前列腺癌的风险是正常人的 2 倍以上，终身发病风险为 30% 左右。当一个家族中有了 2 位前列腺癌患者的时候，其一级男性亲属中患前列腺癌的风险是正常人的 4 倍以上，终身发病的风险则可以明显提高达到 48% 左右。我国学者近期的研究表明，高达 12% 的转移性前列腺癌患者是一种被称为"DNA 损伤修复基因"变异的携带者。这个基因就如同是身体里的"警察"或者"维修

工"，专门负责发现和修复异常的 DNA，或者出现的受损细胞。试想一下，当它不能正常地工作了，或者出现异常问题的时候，就会导致机体中损伤的 DNA 无法进行常规的维护，最终发生肿瘤也就是一个很正常的事情了。

在这个基因中，最为有名的就是一个称作"BRCA1/2"的基因。乍一听这个基因的名字，你是不是觉得它有点熟悉，好像在哪里听说过，或者是与某些人有些关系。的确，著名的美国影星安吉莉娜·朱莉就是 BRCA1/2 基因异常的携带者，也正是因为如此，朱莉才通过早期、预防性的手术切除的方法，将她的乳腺癌发生风险从预计的87%发生概率降低至5%左右。而 BRCA1/2 基因也是前列腺癌最常见的遗传基因异常，在一些恶性程度高而且年轻的前列腺癌患者中，约有1/8的概率是携带了这样的突变基因。这样说来，如果父亲携带有这样的突变基因，尤其是 BRCA1/2 突变，其子女则会有50%的概率发生。其女儿中 BRCA1/2 携带者终身罹患乳腺癌的风险却高达70%，卵巢癌的风险则达到40%。

面对着这样的情况，具有针对性地实施家庭成员的基因检测和个体化预防就成了此项工作的重点，这样也可以从根本上降低肿瘤的致死率。早期的精准评估、早期发现、早期诊断和早期治疗是实施根治性治疗的最佳途径，自然也可以显著地提升治愈率。对于未发生肿瘤的遗传基因变异的携带者，前列腺特异性抗原（PSA）筛查的年龄和诊断标准都更为严密，临床上也推荐携带者及早采用前列腺磁共振进行精准检查，异常的人员则需要及早地实施穿刺和全身的前列腺特异性膜抗原（PSMA）检查评估。而对于家族中的女儿，也是要有"传男又传女"的意识，开展基因变异的遗传咨询。此时的咨询目标与传统的单病种咨询还是有所差别，此时咨询的疾病不再是一个疾病，而是同一基因变异所导致的多种与之相关的肿瘤疾病。自然就包括乳腺癌、卵巢癌等疾病。

如此的诊疗模式是不是有些颠覆你的认识呢？

30. 追求小麦色有风险，小心黑色素瘤找上你

不是我不明白，是世界变化快！

一段时间以来，那些油头粉面的白嫩小鲜肉一直是年轻人的追求目标。不知道从什么时候开始，人们的审美观点又发生了改变。年轻人的追求模式也发生了改变，很多年轻人又开始追求一种被称之为"小麦色"的皮肤颜色。有了要求和需求，就会有市场，随之而来的就是有人会长期地在日光下暴晒，还有

一些身居写字楼里的白领和办公室工作人员，他们因为工作的原因很难进行自然的日光照射，于是市面上即出现了使用晒黑灯、晒黑床及其他紫外线照射的产品来满足他们的需求，使得他们的皮肤颜色发生改变，变成小麦色。岂不知，以上的这些操作并不一定适合所有的人，长期的不科学的日光暴晒，不规范地使用晒黑灯、晒黑床及其他紫外线产品，都有可能使你招惹上黑色素瘤。

说到黑色素瘤，你是不是会觉得这个病名很轻松，这里边没有我们最为恐怖的"癌"字。其实，黑色素瘤又称恶性黑色素瘤，简称恶黑，是一种组织来源于黑色素细胞的恶性肿瘤。由于黑色素瘤在欧美国家皮肤白皙的白种人中的发病率相对较高，而深色皮肤的亚洲人和非洲人中发病率较低，才没有过分地引起我们的关注。在最近的几年里，黑色素瘤的发病率在全球范围内持续性升高，尤其是在浅肤色人群中，黑色素瘤的发病率以每年 3% ~7% 的速度在不断地递增，据美国肿瘤学年会的报道，黑色素瘤已成为发病率增长最快的恶性肿瘤之一。由此，这也成为引起我们注意、重视的恶性肿瘤之一。

黑色素瘤可以发生在任何的年龄区段，多数好发于成年人，以 50 ~55 岁区段的成年人最为多见，极少见于儿童。部分患者具有家族性、多发性的现象、特点。黑色素瘤可以由先天性或获得性良性黑素细胞痣演变而成，或者是由发育不良性痣恶变而来，当然了，黑色素瘤也可以是新发的。黑色素瘤的发生具有很多的危险因素、诱发性因素，主要易于发生在那些皮肤白皙、有多发性色素痣，尤其掌跖等易受摩擦部位的色素痣，或者具有发育不良痣，严重日光暴晒史、晒伤史，有恶性黑色素瘤家族史的人群中，这些人都是黑色素瘤的发病高危人群。对于黑色素瘤的发生主要还是考虑与其 DNA 损伤直接有关，具体的损伤机制和黑色素瘤发生原因尚不是十分清楚。而环境和遗传等多种因素均可以诱发黑色素瘤的发生。黑色素瘤的发生与很多因素有关，包括种族与遗传、创伤与刺激、日光、免疫等因素。由于患者种族之间的差异，我国在内的亚洲及其他有色人种中，黑色素瘤的发生以肢端为多见，约占整体发病病例的半数以上。黑色素瘤的发生以足底、足趾、手指、指甲下为多见。其他的发生于黏膜的黑色素瘤占总数的 20% ~30%，主要包括直肠、肛门、外阴区域、头面部等部位。

在临床上，由于黑色素瘤的发生部位一般较为表浅，临床上较为容易被发现，主要表现为原有的黑色素痣快速地增大、隆起，形状或者颜色发生改变，并出现局部的皮肤、黏膜的瘙痒、破溃、出血、渗出等情况。部分黑色素瘤随着疾病的进展，还可以出现一些与肿瘤相关的恶性表现，主要包括主病灶周围出现卫星病灶，病灶表面或者局部出现溃疡，病灶表面反复发生出血、渗出，反复发生不愈，对于那些发生转移的患者可以伴有淋巴结和远处转移的症状表现。

31. 小心那些被我们"吃"出来的肿瘤

恶性肿瘤的发生是一个多因素相互作用的结果，除了被我们确定的与基因、遗传相关的因素以外，还与肿瘤患者的营养、代谢等因素直接相关。这其中很多的因素都是与我们的饮食习惯直接相关。我们甚至可以说，部分恶性肿瘤的发生、发展是被你"吃"出来的。这也从另外一个角度印证了"病从口入"那句话。

（1）糖和甜食：肿瘤细胞的生长主要依赖于葡萄糖的能量供应，与正常细胞的营养争夺也就在所难免，因此我们说癌细胞更加偏爱甜食。瑞典科学家曾对 8 万名参与者进行了长达 9 年的跟踪调查，结果显示每天喝 2 杯甜饮料，或者 5 小勺精制糖，或者用甜水果酱涂抹面包片的人患胰腺癌的风险分别要增高 90%、70% 和 50%。科学的建议是每天精制糖的使用不宜超过 50 克，最好控制在 25 克以下。多数甜饮料的含糖量在 8%～11%，有的高达 13% 以上，很容易在不知不觉中超过 50 克糖的限量，因此建议不要多喝含糖饮料。

（2）热食、烫食：世界卫生组织的国际癌症研究机构已经确定超过 65 摄氏度以上的温度就是致癌温度。如此说来，中国人在饭桌上常常热情地招待你："趁热吃、趁热吃……"现在看来确实是有点坑人了。国际癌症研究机构报告提示，饮用 65 摄氏度以上的热饮，会增加患食道癌的风险。与之相对的火锅、工夫茶等炽烈热食也具有同样的危害。食用食物温度过高，会直接灼伤食管黏膜并使之坏死，长此以往这些部位癌变的概率将会明显升高。

（3）咸食：咸食也是肿瘤的帮凶。吃的食物太咸会导致胃黏膜保护屏障的慢性损伤，胃内过量的盐会导致渗透压高，破坏胃黏膜的保护作用，时间一久就会增加致癌物质对胃黏膜的易感性，导致胃癌发生。高盐饮食的人和那些清淡饮食的人相比，胃癌的相对发病风险要增加接近 2 倍。中国营养学会建议，健康成年人每天食盐量不超过 6 克，也就是啤酒瓶盖一盖子的量。一些加工食品虽然吃起来没有咸味，但在加工过程中添加了食盐，如面线、面包、饼干、蜜饯等，应特别注意。

（4）熏食：约上三五个好友，来一次啤酒加撸串是一件很惬意的事情，岂不知，熏制烤肉美食中含有极强的致癌物——苯并芘。在烤肉的时候，会产生2类致癌物：一类叫作"杂环胺"，另一类叫作"多环芳烃"。肉类的蛋白质遇热后容易产生杂环胺，而烤肉的香味来源就是多环芳烃类化合物，最多的就是苯并芘。这些致癌物会在人体内长期积聚，可以直接损伤人的肠胃、肝脏，容易造成胃癌、肝癌及胰腺肿瘤。对女性而言，常吃烤肉也是患乳腺癌的原因之一。

（5）酒精：研究发现，醉酒1次对于人体的损害就相当于患了1次轻度的肝炎，即便是醉酒后的几天内，仍可观察到肝脏内脂肪增加及肝脏代谢的紊乱，影响肝脏的正常生理、转化、解毒等功能。正常人平均每日饮酒，折算成纯酒精40～80克，5年内发生慢性酒精性肝病的概率约为50%，以此损伤状态，8～10年就可以发生肝硬化，进而引发原发性肝癌。对于长期过量饮酒者，其平均寿命会缩短20～30年，如此说来，这无异于慢性自杀。营养专家提醒，成年男性每日饮用酒精量不超过25克，女性不超过15克，健康的酒精推荐剂量是"0"。

（6）发霉食品：黄曲霉素是一种毒性极强的剧毒物质，其毒性是砒霜的68倍。被世界卫生组织定为1类致癌物。黄曲霉素最易存在于潮湿、阴暗和发霉的食物里，尤其是淀粉含量高的食物，比如发了霉的花生、玉米、谷类、豆类等。已经伴有苦味或哈喇味的坚果、长期使用的筷子、木砧板都是引发黄曲霉的地方。黄曲霉毒素还具有极其强大的耐高温能力，在280摄氏度以上的高温下才可能被破坏、分解，如此说来，平素生活中我们常用的水煮、冲洗、清洁等大动干戈的处理方法都是徒劳的。

（7）油烟：厨房炒菜时候产生的油烟最易致肺癌发生，其危险性增加了2～3倍，这也是非吸烟的女性患者发生肺癌的主要因素之一。研究发现，当食用油被加热到270～280摄氏度时，产生的油雾凝聚物就可能导致细胞染色体损伤，即具有致癌性。因此说，当你在享受着煎炒烹炸的美食时，是否考虑到这背后油烟的危害。

（8）高油脂：高脂类饮食也容易致癌，也就是不能吃得太油腻。油炸食品、肥肉、动物内脏、奶油制品等都属于高脂肪食物，又被称为垃圾食品，长期食用可诱发以肠道恶性肿瘤为主的多种肿瘤的发生。所以，吃得清淡点，更加接近健康！

（9）腌制食品：我国幅员辽阔，人们的生活习惯各异，各地也有着各自的特色美食，腌制的腊肠、酸菜、咸鱼就是很多人喜欢的美味，但你不知道的是，这些食物中含有的超量的亚硝酸盐就是一种强致癌物，也是目前已知的三大强致癌物之一。目前90%的亚硝胺类物质都被证实属于肿瘤的致癌物。

32. 教你一招来防癌，不要让大肠癌招惹上你

恶性肿瘤的发生是一个多因素综合作用的结果，其发生、发病受到自身遗传性因素的影响，与之同时，肿瘤的发病还与患者生活环境因素、生活习惯直接相关。大肠癌是最常见的消化道恶性肿瘤之一，其发病风险随年龄增长而增加，从40岁开始上升，65~70岁达到峰值。随着社会进步，生活条件的改善，生活、饮食习惯的改变，大肠癌在我国的发病率也日趋增高，部分大中城市中大肠癌的发生率已经接近于欧美等发达国家的水平，据2020年的肿瘤年报统计数据显示，大肠癌目前已跃居第三位。

大肠的解剖结构包括：盲肠、阑尾、结肠（包括升结肠、横结肠、降结肠、乙状结肠）、直肠和肛管，其中前3部分归为结肠，所谓大肠癌通常指结、直肠癌。那么，哪些人群更容易患大肠癌呢？结直肠癌的确切病因至今未阐明，一般认为有以下几项危险因素：

（1）遗传性因素：在20%~30%的大肠癌患者中，遗传因素可能起着重要的作用，很多的大肠癌患者时常可以看到家族性聚集发病的现象，而且这种家族遗传性在结肠癌的发生中比直肠癌中更为常见、多见。

（2）饮食性因素：大肠癌的发生与饮食性因素有着直接的关系，随着我国人民生活水平的不断提高，老百姓的餐桌上也变得丰富了起来，原来少见的大鱼大肉到今天变成了少见青菜、水果。大量高蛋白、高脂肪、高热量食物的摄入，膳食纤维摄入不足，会改变大肠内的环境。有研究显示，膳食中脂肪类成分超过40%是肠息肉发病的一个重要因素，而有20余个前瞻性研究的综合评价显示增加蔬菜的摄入总量和十字花科蔬菜摄入可降低结肠癌的发病风险；当水果摄入量达到100克/天以上时，可显著降低结直肠癌的发病风险。

（3）大肠非肿瘤性疾患：如慢性溃疡性结肠炎、克罗恩病（Crohn disease）、息肉病、腺瘤等。据估计，有3%~5%的溃疡性结肠炎可能发生大肠癌。溃疡性结肠炎病史20年，发生癌变的概率约为12.5%，30年时达40%左右。结肠息肉与结肠癌的关系极为密切，腺瘤性息肉的癌变率较高，直径大于2厘米的腺瘤样息肉，其癌变率可达60%以上。而家族性腺瘤性息肉病（FAP）患者25岁时恶变率近10%，到30岁时达50%，50岁以前几乎100%恶变。

（4）缺乏运动和体力活动：久坐、运动减少是现代人的共同特征，也是忙碌于钢筋、水泥、玻璃的办公大楼环境中白领、办公室一族的顽疾。如果再加上饮食无节制，体重超重、肥胖，则会增加罹患乳腺癌、子宫内膜癌、卵巢癌、结肠癌等的风险。

（5）其他因素：比如环境因素，缺钼，与石棉长期接触，不良生活方式（久坐、缺乏体力活动、超重、肥胖等）。

一旦确诊结直肠癌，除早期患者可以通过手术、术后辅助化疗或放疗达到治愈外，晚期患者均难以治愈。因此，定期体检、早期诊断、早期治疗非常重要。如此情况下，许多人会想了解的是，如何预防结直肠癌的发生呢？

（1）养成良好健康的生活习惯：健康饮食，避免高脂肪、高蛋白食品，少吃油炸、熏制食物，少吃精食，多吃山芋、红薯、玉米、糙米等粗杂粮，增加饮食中的膳食纤维，多食用新鲜蔬菜和水果。这些富含膳食纤维的食物加快肠道蠕动，减少食物残渣在肠道内的停留时间，利于肠道毒素的排出。

（2）要保持健康的生活方式：保持规律的生活节奏，戒烟戒酒，控制体重，避免过轻或过重的体重都很重要。确切的研究表明，肥胖是结肠癌的易发因素之一。用体重指数（BMI）来衡量，在 20 ~ 23 千克/米^2 之间为理想。

（3）坚持体育锻炼：如果工作时很少活动或仅有轻度活动，每天应有约 1 小时的快走或类似的运动量。每周至少还要进行 1 小时的出汗的剧烈运动。

（4）养成定时排便的习惯：避免粪便中水分被吸收，导致大便干结而便秘，粪便在肠道内停留时间过长，肠道会吸收粪便中的毒素。

（5）积极治疗疾病：积极治疗溃疡性结肠炎、息肉病、腺瘤和克罗恩病，如有息肉病史，治疗后需定期复查监测。

（6）定期参加普查和筛检：如粪便隐血试验、肛诊、肠镜等，如有前述危险因素人群，更应重视体检。

33. 不健康的晚餐维持了"医生收入的3/4"

如果我问你，在现代社会家庭中能把全家人聚在一起就餐是什么时间，估计回答最多的，或者是排在第一位的就是晚餐时间了。也许正是因为这样，人们也是特别重视晚餐的内容和形式，一般情况下，晚餐的丰盛程度也就可想而知了。现实的情况也的确如此，在我们居家的晚餐中，食物的种类、食材的价格、食物的热量总数都已经超过了全天的半数以上，有的家庭甚至可以达到

6~7成以上。但是，你可知道，正是由于受到我们的不良生活习惯和晚餐时间等因素的影响，晚餐也直接决定我们的体重，甚至是寿命的主要因素。很多疾病的发生都是来源于我们不合理的晚餐规格、晚餐规模，或者是晚上不良的饮食习惯，也就是说，我们的晚餐其实是吃错了，这样的做法长久维持下来，就会使得一些疾病不请自来。正如美国一位健康专家说："晚餐的作用，1/4是用来垫饥、维持生命必要的能量，3/4则是在维持医生的收入。"

（1）晚餐与肥胖：据流行病学数据统计，约90%的肥胖者缘于晚餐吃得太好、太多、太饱，再加之晚上餐后活动量小，能量消耗低，多余的热量最终都会转化成脂肪，储存在我们的体内，日积月累，肥胖自然也就形成了。那些在生活中调侃再吃一口，等吃饱了有劲再减肥的朋友们，估计减肥计划永远只能是从明天开始了。肥胖又是很多内科、基础性疾病的主要诱发原因，更是其他众多疾病诊疗上的难题和难以躲避的因素，此外肥胖也是众多恶性肿瘤的诱发因素和加重的促进因素。

（2）晚餐与糖尿病：长期过量、过饱的晚餐，既可以持久性地刺激胰岛素大量分泌，又加重了胰岛的负担，同时也会加速其老化的进程，由此而诱发糖尿病那就是一个时间上的问题了。此外，肥胖，尤其是中心性肥胖本身也是引发糖尿病的主要帮凶，两者之间互为因果、促进的关系。

（3）晚餐与肠癌：过饱的晚餐，尤其是晚餐以蛋白质和脂肪为主的时候，无法消化、吸收的过剩的蛋白质、脂肪食物将会在肠道细菌的作用下，产生具有潜在毒性的物质，这些肠道内的毒性物质刚好又是诱发肠道肿瘤的主要内容。如果此时再结合患者的运动量小，肠道蠕动缓慢，饮食中青菜、水果的量少，则延长了毒性物质停留在肠道内的时间，自然也就增加了肠癌发生的风险。

（4）晚餐与尿路结石：晚餐后的4~5个小时是人体排钙的高峰时间。如果一个人的晚餐持续吃得时间太晚，就会把排钙的尖峰期后延到夜间的睡眠时间里。夜间由于存在肾脏对尿液的生成量减少，重吸收增多的生理学作用特点，此时的尿液却刚好都会滞留在输尿管、膀胱、尿道等尿路管腔系统之中。由于尿液的存留，尿钙会不断地升高，自然也就为尿液中结晶体的形成和沉积创造了条件，形成尿路结石也就是时间的问题了。

（5）晚餐与高脂血症：高蛋白、高油脂、高热量的晚餐模式是我国晚餐的标配形式。这些成分持续性进入身体，会刺激肝脏制造低密度脂蛋白、极低密度脂蛋白，接下来就是形成高脂血症的时间段了。除此以外，如此的高蛋白、高油脂、高热量的晚餐也为肥胖、糖尿病等代谢性疾病打下了很好的基础。

（6）晚餐与高血压：脂类饮食偏多的晚餐，加上此后快速进入睡眠，血流速度减缓，这样就会导致大量血脂沉积在血管壁上，这些问题都成为刺激小动脉和微小动脉收缩，增加外周血管阻力的主要原因，自然也就容易使血压升高，全身小动脉的硬化也是一个时间和程度的问题。当然，这一切的血压升高值，与高血压所带来的损害还与脂类饮食的状态直接相关。

（7）晚餐与动脉粥样硬化及冠心病：高脂肪、高热量的饮食会引起胆固醇增高。胆固醇在动脉壁堆积是诱发动脉粥样硬化、冠心病的主要原因。钙质在血管壁内沉积则是另一主因。因此，盛食、美食、饱食以及过晚的晚餐的背后，隐藏的却是引发心血管疾病的危险。前述的那些高血压、高血脂、肥胖、糖尿病等因素也是动脉粥样硬化及冠心病的主要诱因和促进因素。

（8）晚餐与脂肪肝：晚餐吃得太好、太饱，再加上血糖、脂肪酸的浓度增高会加速脂肪的合成，再加上餐后活动量减少，加速脂肪转化，形成脂肪肝也就不难理解了。

（9）晚餐与急性胰腺炎：晚餐时候的暴饮暴食，再加上饮酒，是诱发急性胰腺炎的主要因素，严重者在睡眠中发生休克、猝死也是常见。

（10）晚餐与阿尔茨海默病：长期晚餐吃得太饱，可以使睡眠时胃肠、肝胆、胰脏等器官仍在工作，大脑也不能休息，脑部的血液供应自然也不足，这样会影响脑细胞的正常代谢，加速脑细胞老化。研究发现，那些年轻时候就饱餐的美食家，在其老年后有20%以上可以罹患阿尔茨海默病。如此看来，嘴上的享受最终还要大脑来买单。

（11）晚餐与睡眠质量：如上文所述，晚餐的盛食、饱食，会间接地使大脑在睡眠时仍不断地工作，而且持续传递信息，使大脑始终处于兴奋状态，多梦、失眠自然也就伴随着发生了，长此以往就会引发神经衰弱等疾病。

34. 隔夜菜，能不吃就别吃了

最近几年里，有关吃了隔夜菜而引发的身体伤害的报道是越来越多了，隔夜菜的危害性也逐渐被民众所重视。但是，一边是我国民众传统的勤俭节约的习惯，一边又是活生生的案例。那么隔夜菜到底有什么样的危害呢？隔夜菜还能不能吃呢？

说起隔夜菜，我们首先要搞清楚什么是隔夜菜，难道真的是指从时间节点上过了午夜的饭菜吗？当然不是，隔夜菜并不单指放了一夜的菜，科学的解释是放置时间超过 8~10 个小时，就应该算"隔夜"了。隔夜菜对人体的有害成分到底是什么，现代研究显示主要包括两方面的内容：①食物中的化学物质产生了致癌物，如亚硝酸盐等，这些成分即使加热也不能去除；②在放置过程中受到外来细菌的二次污染，细菌感染是引发疾病的主要因素。

在现实生活中，产生了所谓的隔夜菜无外乎是一次做多了不想浪费，放在冰箱第二天继续吃。还有就是贪图省事，一次性做多了，多吃几顿……那么这样的饮食是否安全，我们还是来看一下宁波食检院的真实模拟实验。

实验人员对刚出锅的肉菜、半荤半素、素菜和凉拌菜 4 种食品实施了检测，分别模拟家用冰箱放置于 4 摄氏度环境以及模拟常温环境 25 摄氏度环境中。本次实验的结果显示：

中午烧的菜，放进冰箱，晚上是可以拿出来吃的。菜肴在 4 摄氏度条件下冷藏储存，过了 6 小时后亚硝酸盐含量基本不变，微生物增殖较少。

而中午烧的菜，放在常温环境下，到了晚上就最好不要再吃了，25 摄氏度环境下保存的菜，虽然亚硝酸盐含量变化不大，但是微生物开始增殖，菌落数量增加明显，尤其是凉拌菜更容易导致微生物增殖、滋生。由此看来，中午或晚上烧的菜，如果还要再吃，一定要放冰箱！

此次实验研究显示，4 摄氏度条件下冷藏储存的隔夜菜，不管是肉类还是菜类，24 小时内亚硝酸盐含量基本不变，菌落总数的增加量也非常小，因此不存在亚硝酸盐超标、菌落总数超标、有毒的风险。

虽然在隔夜菜的放置条件上主张采用冰箱低温保存，同时加用干净的加盖容器或保鲜膜覆盖保护的方式，这样在 24 小时以内还是可以食用的。但是，研究显示以下这 8 种"隔夜菜"最好还是不要吃了：

（1）绿叶菜隔夜最危险：通常茎叶类蔬菜亚硝酸盐含量最高，瓜类蔬菜稍低，根茎类和花菜类居中。因此，如果同时购买了大量蔬菜，应该先吃叶菜类的，比如大白菜、菠菜等。绿色蔬菜加工后最好在 4 小时内吃完，特别是夏天的绿叶菜危险实在很大。

（2）隔夜海鲜：螃蟹、鱼类、虾类等海鲜，隔夜后会产生蛋白质的降解，如此的降解物正好是损伤肝、肾功能的罪魁祸首。因此，如果实在买多了，可以把生海鲜用保鲜袋或保鲜盒装好，放入冰箱冷冻，下次再烹调。

（3）久放半熟鸡蛋：很多人都爱吃半熟蛋，可是这种蛋杀菌不彻底，再加上鸡蛋营养丰富，格外容易滋生细菌。久放后食用，易发生危险。所以这种鸡蛋最好也不要隔夜放置，即煮即吃最好。实在不行，最好再回锅煮熟了。

（4）银耳、蘑菇：不论是野生的还是人工栽培的银耳、蘑菇等，都容易残留很多硝酸盐。放置的时间久了，危害自然也就随之而来，忍痛扔掉可能是最好的办法。

（5）隔夜汤：很多人喜欢把汤就着蒸煮的金属器皿继续存放，岂不知，剩汤如果长时间盛在铝锅、铁锅内，会析出对人体有害的物质。因此，汤水当餐喝掉最好，喝不完的，最好是用瓦锅，或保鲜盒存放在冰箱里。

（6）隔夜卤味：夏秋季节吃卤味不要隔夜。即使放在冰箱里，也并非绝对"保险"。冰箱里易滋生霉菌，还有嗜冷菌等存在。

（7）隔夜凉拌菜：凉拌菜在加工的时候就已经受到了较多的污染环节，若将它隔夜保存，即使冷藏也很有可能已经变质。

（8）隔夜土豆：土豆是个好东西，但是也不能隔夜后再加热使用，这样不仅会造成土豆营养成分的流失，还会对我们的身体造成损害。

因此，对于家庭中的隔夜菜，还是那句话，有的隔夜菜可以吃，但还是尽量少吃，按量做菜，尽量不剩菜。无法避免的隔夜菜，也要采用低温储存，冰箱里放剩菜要注意分开低温储存，避免交叉污染，选用干净的加盖容器或保鲜膜覆盖。最为关键的是：食用前一定充分加热、热透。

35. 咖啡，意想不到的抗癌主力军

在世界各国的很多地方，咖啡已经成为仅次于茶叶的第二大饮料。现代人生活节奏快、工作压力大，很多人每天都要靠咖啡来"续命"：早上一杯咖啡提神，下午一杯咖啡解乏，晚上加班熬夜更是一杯接着一杯……但是，你还记得曾经闹得沸沸扬扬的"咖啡致癌"事件吗？2018 年 4 月，美国加州法官裁定某著名咖啡连锁店在出售咖啡时必须向顾客给出警告，表示其中含有可能致癌的物质，一时民众哗然。

上述咖啡中的可能致癌的物质叫"丙烯酰胺"，它的致癌评级被全世界最权威的致癌物评估机构"国际癌症研究所"评定为 2A 级，即：基于目前的实验研究数据，对动物致癌性证据充分，但对人致癌性证据是有限的。

其实，丙烯酰胺在我们的日常食物中是很常见的。只要食物中同时含有碳水化合物或者脂肪、氨基酸或者蛋白质类的成分，再经过高温烹制后就会产生丙烯酰胺。这里的高温烹制方法主要指炒、烧烤及油炸等。从树上采摘下来的新鲜咖啡豆要经过高温烘焙和研磨冲泡才能成为供我们饮用的香浓咖啡，正是

这个烘焙过程使得咖啡含有丙烯酰胺。由此可知，许多油炸食品中都会含有丙烯酰胺，比如薯片、薯条、炸鸡块等。但是，必须强调的是，任何抛开剂量谈毒性都是不现实的。尽管丙烯酰胺可能致癌，但是摄入的丙烯酰胺必须达到一定剂量才具有致癌风险。有研究者具体计算，1 杯咖啡的丙烯酰胺浓度其实和 1 包麦当劳、肯德基炸薯条的浓度差不多，其含量甚至比 1 包薯片的含量还低！

就咖啡那个丙烯酰胺的剂量，说它致癌，估计够呛，而且，咖啡还是抗肿瘤的主力军呢！

最近众多研究结果显示：咖啡对健康具有极大的作用，喝咖啡或能降低 15% 大肠癌的风险，如果每天喝 2 杯咖啡能降低 43% 患肝癌的概率。胰岛素的功效在未来可能被咖啡所替代。这项研究中发现患有糖尿病的小白鼠在饮入咖啡以后，它们体内血糖浓度的控制能力比一般的小鼠都要好，在人体中也有类似的效应。咖啡降低死亡风险的同时，还具有降低癌症和糖尿病的风险，降低抑郁和帕金森病的风险，如此就使得咖啡成了医学界的"新星"。

咖啡可降低 26% 的结直肠癌患病风险，且随着咖啡消耗量的增加，结直肠癌罹患风险逐步降低。研究也显示，这样的效应不是由咖啡因单独发挥作用导致的，而是咖啡。咖啡内含有多种促进结直肠健康的成分，咖啡因和多酚有抗氧化作用，类黑精能够促进结肠蠕动，二萜类物质可以抵抗氧化应激损伤。同时发现的还包括咖啡可以降低结肠癌患者的肿瘤复发率。每天喝 4 杯或更多咖啡可以看到明显的效应。

咖啡可以降低肝癌发病风险。摄入任何种类的咖啡都可能使肝细胞癌的风险降低达 50%，其降低幅度取决于咖啡的摄入量。这样的结果是不是有些诱惑人？这项报告提示，咖啡预防肝癌的积极作用可能要归功于咖啡被人熟知的预防糖尿病的功效，而糖尿病则是导致肝癌的因素之一，还有另一种可能的原因是咖啡能预防肝硬化，对肝脏中的酶起到有益效果。

咖啡能抑制乳腺癌生长。对于被诊断出患有乳腺癌并且应用他莫昔芬进行治疗的女性，喝咖啡可以抑制肿瘤的生长，减少复发风险。每天至少喝 2 杯咖啡的妇女的乳腺癌复发风险是喝 2 杯以下或不喝咖啡的妇女的一半，且肿瘤体积较小、发生激素依赖性肿瘤的比例较低。研究者分析这些可能与咖啡因、咖啡酸能导致细胞周期进展受阻和增强细胞死亡，加强他莫昔芬治疗的效果有关。

咖啡可以降低黑色素瘤发病风险。每天喝超过 4 杯咖啡，可以在 10 年里降低 20% 的皮肤癌风险。咖啡还可以降低头颈癌发病风险的 40%。

由此可见，每日适量饮用咖啡对我们的健康是有益的。虽然咖啡具有诸多的好处，但是任何事都有个限度，每天喝多少咖啡好呢？经过科学家的研究，结合喝咖啡的利弊，在他们看来或许每天 2~3 杯咖啡是一个不错的选择。

36. 防癌诀窍全方位

第 22 届世界癌症日的活动主题为"关爱患者，共同抗癌（I am and I will）"。在今年的宣传重点中突出了关注"肿瘤预防 – 筛查 – 诊断 – 治疗 – 康复"的全程管理，这样的一个关注点也刚好是将传统的"早预防、早筛查、早治疗"与日常生活中的防癌健康生活方式很好地结合起来。

2018 年，世界两大肿瘤权威机构，即世界癌症研究基金会（WCRF）和美国癌症研究所（AICR）联合发布了一份癌症预防报告。此研究报告在日常饮食、营养、运动等多个方面提出了 10 个防癌建议。

（1）保持健康的体重，避免过轻或过重：研究发现，体重指数（BMI）的增加与直肠癌、结肠癌、皮肤癌、胰腺癌、甲状腺癌以及女性的乳腺癌、子宫癌有关。例如男性 BMI 每增加 5 千克/米^2，患食管癌的风险就会增加 52%，患甲状腺癌的风险增加 33%；女性 BMI 每增加 5 千克/米^2，患子宫癌的风险增加 59%，患食管癌的风险增加 51%。因此控制适当的体重，有助于减低癌症的发生率。尤其要注意儿童的肥胖，因为儿童和早年的超重或者肥胖可能会延续到成年。

（2）积极运动：积极运动有助于预防多种癌症，也有助于防止体重增加，预防超重或者肥胖。积极运动还能降低全因死亡率，降低冠心病、高血压、脑卒中、2 型糖尿病、代谢综合征和抑郁症的发生风险。

（3）摄入足够的全谷类、蔬菜水果和豆类：全谷物有助于预防结直肠癌；非淀粉类的蔬菜和水果有助于防止呼吸及消化系统癌症；膳食纤维有助于预防结肠直肠癌，防止体重增加，预防超重/肥胖。水果和蔬菜可能会降低许多癌症发生的可能性。绿叶蔬菜、胡萝卜、土豆和柑橘类水果防癌作用最强。每天吃 5 种以上果蔬，常年坚持，才有持续防癌作用。

（4）限制"快餐"及其他加工食品摄入："快餐"和"西式"饮食是体重增加，超重或者肥胖的原因。另外，高血糖是子宫内膜癌的原因之一。限制"快餐"及其他加工食品摄入，不但有利于防癌，还能降低冠心病、高血压、脑卒中、2 型糖尿病、代谢综合征等非传染性疾病的风险。

（5）限制红肉和加工肉类摄入：红肉和加工肉类是结肠直肠癌的原因之

一。加工肉类通常含有大量盐，并且加工过程中可能会产生致癌物。摄入过多的红肉和加工肉类还会增加心血管疾病死亡、脑卒中和 2 型糖尿病的风险。

（6）限制含糖饮料的摄入：经常或大量饮用含糖饮料是儿童和成人体重增加，超重或者肥胖的原因。含糖饮料提供能量，但不提供饱腹感，可能导致能量摄入过量，体重增加。另外，经常饮用含糖饮料还会增加 2 型糖尿病的风险。含糖饮料是导致龋齿和口腔健康状况不佳的主要原因，尤其是儿童。

（7）限制酒精摄入：酒精是许多癌症的原因。而且，酒精摄入过多与许多心血管疾病有关，包括高血压、脑卒中和房颤，并可能导致各种肝脏疾病，增加胰腺炎风险。如若饮酒，男性一天酒精量不超过 25 克，女性不超过 15 克。

（8）不要依赖膳食补充剂预防癌症：大剂量的 β-胡萝卜素补充剂是曾经或正在吸烟者患肺癌的原因。对于大多数人来说，可以从健康饮食中获得足够的营养，不需要依赖膳食补充剂。膳食补充剂对减少癌症的危险可能没什么帮助。

（9）尽可能母乳喂养：母乳喂养可以降低母亲的乳腺癌风险；也有助于降低儿童体重增加、超重或者肥胖的风险。母乳喂养可以保护孩子未成熟的免疫系统，在水源不安全的情况下至关重要，同时也有利于母子的情感维系。母乳喂养的母亲患 2 型糖尿病的风险较低；母乳喂养的儿童感染率和婴儿的死亡率较低；在儿童和成人期间，母乳喂养的孩子发生哮喘等过敏性和其他疾病的风险较低；有一些证据表明，母乳喂养的孩子成年后患 2 型糖尿病的风险会降低。

（10）诊断癌症后，尽量遵循医生建议：对于乳腺癌幸存者，营养因素、身体活动和乳腺癌的预后密切相关，但关于其他癌症幸存者的研究的质量和数量有限。癌症幸存者越来越多，生存期越来越长，有可能发生新的癌症或其他非传染性疾病，遵循本条建议可以提高生存率并降低癌症和其他非传染性疾病的风险。

37. "东北亚癌" 逼着我们要改改一些生活习惯了

近年来，肿瘤流行病学调查显示：胃癌目前已经成为亚洲国家，特别是东亚、东北亚国家，如韩国、中国、日本的主要恶性肿瘤之一。世界卫生组织的国际癌症研究机构发布的年度肿瘤年报报告显示：韩国的胃癌发病率目前居于全世界的第一位。在中国，胃癌发病率也是排在总体肿瘤发病的第三位或者第四位，由于我国人口基数较大，我国每年新发的胃癌患者占全球的 40% 左右。

中国、日本、韩国3个国家的胃癌发病总人数占全球的70%左右，而全球的其他地区加起来的总和仅占约30%。这就如同鼻咽癌好发于我国的广东而被称为"广东瘤"一样，胃癌也有一个以地域性名称而被命名的称谓，叫作"东北亚癌"。

说到亚洲，尤其是东北亚地区胃癌发生率较高的主要原因，这里除了部分与遗传性因素有关以外，对于大多数的患者来说，胃癌的发生还是与我们的生活习惯、饮食习惯有着直接的关系。说到这里，我们还是先说一说距离我们比较遥远的美国。早在20世纪之初的100多年以前，胃癌也曾经是当时美国的第一大癌症，时过境迁，百年之后的美国，胃癌的发生率、死亡率没有排进前10名。经过大量的肿瘤流行病学调查原因分析，究其原因主要与美国的公共卫生工作开展有关，其中主要包括：幽门螺杆菌感染率大幅度下降，饮食习惯中腌制、熏制、炮制的食物比例大幅度减少，饮食保鲜状态良好，新鲜蔬菜、水果的食用数量与比例均有所增多，还有就是与工业化发展直接相关，美国社会的冰箱普及率大幅度升高，改善了传统的食物储存模式等。

看了美国胃癌流行病学调查的研究结果，在今天看来，这些因素整个就是一个胃癌发生的诱发因素和促进因素的大集合。很好地解决了这些因素，也是降低胃癌发生的主要手段。如此说来想要降低胃癌的整体发病率，以下的这些问题、措施还需要在日常的工作、生活中给予高度的重视：

（1）消除幽门螺杆菌：幽门螺杆菌既是一种细菌，也是世界卫生组织的国际癌症研究机构确定的一类致癌物。粗略统计，我国幽门螺杆菌感染率超过半数以上，其中有1%的患者最终可能会转变成为胃部肿瘤，包括胃癌、胃黏膜相关性淋巴瘤等。幽门螺杆菌主要是通过粪－口、口－口途径，密切接触而传播的。分餐制、使用公筷则成为避免幽门螺杆菌交叉感染的最为有效的方法。在临床上，对感染者给予积极的治疗措施具有重大的作用，家族成员中同时实施必要的检查、治疗则具有实际的意义。

（2）养成良好的饮食习惯：新鲜的蔬菜水果里面富含有维生素，可以降低胃癌发病率，在饮食中，保证每天0.5千克蔬菜，0.25千克水果，是健康生活、饮食的一个基本保障。目前虽然很多家庭已经拥有了冰箱，但是，包括我国人民在内的东北亚各国人民还是很喜欢吃腌制、熏制、炮制的食品，如咸鱼、腊肉、泡菜、腌菜等，在这些食物中亚硝酸盐的含量严重超标，盐分的剂量也是严重超标，高盐饮食对胃黏膜的损害可谓是肿瘤发生、生长的开路先锋。虽说每日盐摄入量不要超过6克是一个重要的建议限定量，但是，对于东北亚地区的人群来说，日均的食盐摄入量已经远远地超过了这样的限度，目前预测为20～30克。如此看来，那些喜欢特色饮食，口味又重，喜欢吃咸的、泡菜、各种酱食、酱菜等特色饮食的人们，您在这一方面今后还真的要注意点。

（3）有些习惯真的要改改了："新三年、旧三年、缝缝补补又三年"，这句话是我们老一辈辛苦、节俭一生的真实体现。过惯了苦日子，习惯节省的生活秉性很难让他们改变自己的生活习惯。剩菜剩饭不舍得倒掉，下一顿热一热、煸一煸还会继续吃，对于有了些霉变的蔬菜、水果还是会处理以后继续食用。有些人则是为了贪图省事，一次性做了几顿的饭菜。孰不知这些习惯都会导致剩菜、剩饭中的亚硝酸盐含量明显地升高，细菌和霉变的发生会直接导致胃癌的发生。改变目前这样的局面其实也很简单，方法那就更加简单了。适量地准备饭菜，及时地使用冰箱保存，多吃新鲜、清洁的蔬菜、水果也是一个很好的手段。其实，在这其中，有一些观念的改变也许是最为困难的，也是需要一个长久的时间，需要切实有效的科普宣传来解决，毕竟观念的转变不是一瞬间的事情。

38. 染发的危害远不是你想象的那么简单

时近春节，您是不是有计划把自己的头发捯饬捯饬。白发染黑是为了找回年轻的容颜，年轻人则把黑发染成其他颜色放飞自我，彰显个性。但是，染发的背后真的是有无尽的伤害。

在此前一个相当长的时间里，大家都已经明确了染发剂会导致人类发生恶性肿瘤，其中关系较为密切的肿瘤包括皮肤癌、白血病、肾癌和膀胱癌等。大家之所以都不是很重视，甚至有些人还会"顶风冒雨"前行，其主要原因还是对于这些问题在认识上不足，或者有些得过且过的想法。这就如同你明明知道吸烟有害健康，却还会找出很多吸烟的理由一般。还有肿瘤没有发生在自己的眼前，经不住偶尔捯饬一下自己，不用过分大惊小怪的心理作用。

众所周知，在美发、染发过程中，使用的各种染发剂中存在着很多的致癌物质，这些致癌物质的长期使用会增加患癌的危险性。美国科学院曾经对169种染发剂进行了检验，发现超过150种都具有致癌作用，占总数的88%。染发剂中的致癌物主要是通过皮肤吸收的，在染发处理的过程中，致癌物在湿化的环境中，再加上局部加热的促进作用可以大量进入体内。研究表明，皮肤只要吸收染发剂中1%的致癌物质，就有导致恶性肿瘤发生的危险性。那些时髦的冷烫精也有一种强致癌性，尤其是硫代乙醇酸铵具有蛋白质分解作用，是一种高毒类化合物，具有明显的致突变作用，它所具有的大恶之物的身份只是被商家的宣传给巧妙地掩盖了。

也就是在 1 年以前，一篇历经 8 年，由 5 万多人参与的临床研究结果发表在《International Journal of Cancer》杂志上，其研究的核心结果证明：染发有增加患乳腺癌的风险，即染发剂与乳腺癌的发生风险被直接地联系了起来，尤其是那些使用永久性染发剂的女性其发生乳腺癌的风险更高，可以使得患乳腺癌的风险增加 9%。特别是一些不合格的染发剂成分，其致癌的风险就更大了。乳腺癌是近些年来发病率提高较快的恶性肿瘤之一，在最新的全球恶性肿瘤发病率统计中已经跃居第一位。这也进一步地激发了全球研究人员对于乳腺癌病因的研究和探讨。传统的研究表明，与乳腺癌发生有关的风险因子很多，包括遗传因素、环境因素、生活方式等多方面。该杂志上的研究充分地证实了目前的染发、护发产品在诱发癌症方面具有潜在的巨大影响，在染发、护发产品中，包含了 5000 多种化学物质，其中很多的产品具有诱导基因突变和破坏内分泌稳态的成分，如芳香胺等是诱发肿瘤的主要原因，4-氨基联苯则是导致血液肿瘤发生的主要成分。

染发剂除了可以诱发恶性肿瘤以外，在其他方面的危害性也不可小觑。如染发之后出现的头皮发红、瘙痒、脱屑等较轻的症状你可能都不会太在意，到出现头皮和面部水肿、水疱等更为严重的过敏反应时，则需要到医院就诊处理，部分严重者还极容易导致细菌感染，甚至可累及全身，这样的案例时常会在我们的身边发生。此外染发剂还可以因为急、慢性刺激而引起头皮和毛囊的炎症反应，导致毛囊萎缩，头发稀疏、脱落的病理性脱发。重金属中毒也是染发剂极其容易被忽视的问题，原因很简单，各种染发剂中皆含有几十种化学成分，汞、铅、砷等更是常客。长期、反复染发后引发的重金属中毒，尤其是出现的头昏、头痛、倦怠、乏力、四肢麻木、腿脚痉挛性疼痛、腹痛等一系列重金属铅中毒症状、肾脏功能损害时，谁会想到这是给你带来靓丽的染发剂所导致的呢？

39. 年轻不是豁免肠道肿瘤的金刚罩

一说到胃癌、肠癌等消化道肿瘤，大家都会觉得那是发生在中老年人身上的。这些肿瘤貌似与年轻人之间还有着一段很长的距离。也有些年轻人会觉得，年轻人身强体壮、精力旺盛、百毒不侵，年轻就是豁免胃肠道肿瘤的金刚罩。其实，这样的想法真的是错了，在最近的几年里，年轻人早已经被恶性肿瘤给盯上了。胃肠道肿瘤中的胃癌、结直肠癌在年轻人群中的发病率在不断地攀升。仅结直肠癌而言，其发病年轻化趋势尤为明显，临床上 30 岁以下的青年白领罹患大肠癌的比例正逐年升高，个别区域的发生率甚至可以占总患病率的 10% 左右。

一个原本属于中老年人群发生的疾病，到了现如今发病却日趋年轻化，其主要原因值得我们深思。此外，研究发现，年轻人发生消化道肿瘤，尤其是结直肠癌的风险比老年人似乎更高。在美国癌症协会的统计中显示，直肠癌的发病率增加显著，在 1991—2014 年之间其发生率几乎是翻了 1 番，而 20~49 岁的人群中，其发病率刚好是翻了 1 倍，由 2.6/10 万人口的发病率升高到 5.2/10 万人口。通过人口分层研究显示，1990 年左右出生的人口患结肠癌的风险是 1950 年左右出生的人口的 2 倍，直肠癌的风险则为 4 倍左右。这些数据充分颠覆了传统观念，证实肠道肿瘤不再是老年人的专利，年轻也不再是豁免肠道肿瘤的金刚罩。

那么，问题来了，为什么这些看上去年轻具有活力的年轻人却成了肠道肿瘤的主力军呢？这还要从结直肠癌的发病因素说起。众所周知，在胃肠道肿瘤的发病因素中，遗传因素是一个主要方面，占肿瘤发生因素的 30%~40%。但是，对于年轻人来说，更为重要的因素包括他们的工作生活环境、生活习惯、饮食内容与结构、精神因素等多个方面。

过去我们一直在说中年是"上有老、下有小"的艰辛年龄段。可是，对于如今很多年轻人来说，他们所承担的工作、生活中的压力不比中年人小，尤其是那些在大城市里打拼的年轻人，一切都是白手起家，其压力也是可想而知了。城市中的年轻人工作节奏快，生活压力大，高强度的精神压力、体力透支和熬夜已经成了家常便饭，哪一个拼命三郎不是靠再来一杯咖啡才能续命的。长此以往，身体素质将会大打折扣，原本那点体能优势可能很快就被城市的工作和生活给消耗殆尽了。机体所承受的各项心身损害，基本上得不到休息和损伤修复，导致疾病发生也就不难理解了。从某种意义上说，这也是对目前年轻人身体伤害最大的主要因素之一。

除此之外，年轻人肠道肿瘤的发生与其生活方式、习惯也有着紧密的关系。现实生活中的年轻人除了办公桌前久坐不动以外，就是回家瘫在床上玩手机。据英国《国际流行病学杂志》载文报告，久坐办公人群患肠癌的风险会增加约

44%，而适当运动可降低患直肠癌、结肠癌的风险。其原因很简单，久坐人员的肠道蠕动慢，便秘等情况的发生率增高，腹腔、盆腔、腰骶部血液循环不畅，这些无疑都增加了肠道肿瘤的风险。快节奏的工作生活已经使得外卖、油炸食品、碳酸饮料、高脂饮食成为年轻人日常生活的标配食谱。肥胖、高脂肪饮食摄入成了肠癌的"助推器"。与之相对，饮食中粗粮搭配不足，每天保障0.5千克蔬菜，0.25千克水果难以达标，肠道内摄入的膳食纤维含量过低，再加上饮水不足等因素，则会进一步地增加结直肠癌发生的风险。吸烟、二手烟、电子烟、饮酒、熬夜等不良生活习惯也会随着年轻人的放纵和不在意，再一次地把自己的健康推到疾病的边缘。因此说，年轻人不良的生活习惯也成为肠癌发生的帮凶。

其实，在生活中还有一个大忌，那就是年轻人自以为自己的身体健康，小病小难都不在乎。遇到肠胃不适的时候，要么就是自己整点药物对付一下，要么就是拖拖拉拉不及时就诊，至于所谓的疾病筛查和体检，那几乎就是一种奢望。如此情况下，待到身体出现问题的时候，再实施疾病诊疗也基本上都是中晚期。因此，在这里我们对年轻人也要提出应进行规律的肿瘤筛查和体检。必要的大便潜血检查、肛门指检、肠镜检查都可以帮助临床及早发现结直肠恶性肿瘤。根据2020版《居民常见恶性肿瘤筛查和预防推荐》，对于以下肠癌高危人群都建议定期到医院实施肠镜检查：45岁以上无症状人群，40岁以上有2周肛肠症状的人群，长期患有溃疡性结肠炎的患者，大肠癌手术后的人群，大肠腺瘤治疗后的人群，有大肠癌家族史的直系亲属，诊断为遗传性大肠癌患者的直系亲属且年龄超过20岁的人群。

40. 吃大蒜防癌，这个还真得谨慎些

最近网上热传一位62岁老汉，为了杀灭幽门螺杆菌，同时达到预防胃癌的目的，而狂吃大蒜3个月，结果再查胃镜的时候却查出了胃癌。说起此事的起因，还来自于江湖传言：吃大蒜可以杀灭幽门螺杆菌，不用再吃药物，而且大蒜还具有抗癌作用。这样的江湖传言据说还是很有来头的，起源于一个北京大学肿瘤医院的大型临床研究，研究证明在爱吃大蒜的山东苍山和爱吃酸煎饼的山东临朐两地之间的肿瘤发生率差异很大，其中，胃癌的发病率可以相差10倍，究其研究的结果，貌似又把大蒜推到了胃癌防治的第一线。这样的研究结果，在没有进行科学分析的前提下，再被逐级放大以后，就有了吃大蒜抗癌的

江湖传言，以至于最终演绎成了只要多吃大蒜就能直接杀菌，不用吃西药也可以直接杀灭胃内的幽门螺杆菌，这样也导致了一条预防胃癌的伪科学概念。

应该说，尽管胃癌形成的主要原因不是很清晰，具体的诱因也多种多样、十分复杂，但是幽门螺杆菌的存在，以及不良的生活习惯依旧是最为主要的，这也就是可以以防控为主的最为主要的危险因素。在胃癌的感染性因素中，幽门螺杆菌被认为是造成胃癌的罪魁祸首。幽门螺杆菌是一种革兰氏阴性细菌，是一种单极、多鞭毛、末端钝圆、螺旋形弯曲的细菌，它在胃黏膜上皮细胞表面常呈典型的螺旋状或弥形，主要寄生在胃的幽门和胃窦附近的黏膜上。幽门螺杆菌感染是很多消化道疾病（主要是胃）的重要诱发因素，比如常见的慢性活动性胃炎、慢性萎缩性胃炎、消化性溃疡，当然还有胃癌。世界卫生组织（WHO）将其列为第一类致癌因子，也就是说有明确的研究证据支持幽门螺杆菌的感染会致癌，但是不等于说感染了幽门螺杆菌就一定会得胃癌，癌症是多因素综合作用的结果，不能简单地归结为某个单一因素。

应该说，对于幽门螺杆菌阳性的患者，目前的建议还是规范性地口服抗幽门螺杆菌的四联药物治疗。即便如此，其治疗效果也不能达到100%。部分病例还需要实施胃部组织学活检、幽门螺杆菌药物敏感性检测指导临床用药的方式来最终解决。

说到了吃大蒜对幽门螺杆菌的作用，其实更多层面上说的却是对于幽门螺杆菌的抑制性作用，而不是杀伤作用。其次，在大蒜中发挥杀菌和防癌作用的是大蒜素，而大蒜中并不直接含有大蒜素，而含有它的前身——蒜氨酸。只有当蒜氨酸受冲击，如切片或破碎以后，让它在被烹调前先接触10分钟的空气，才能让一种叫作蒜氨酸酶的酶活化，催化蒜氨酸形成大蒜素才能发挥作用。简单说，只有当大蒜被切开或捣碎后，细胞壁遭到破坏，才能激活其中的蒜氨酸酶，进而催化蒜氨酸分解产生大蒜素。然而，当水煮、蒸制、油炸等的温度高于80℃时，大蒜素容易被破坏分解，也就难以发挥杀菌抑菌的功效。其次，目前还没有任何一项研究证明，大蒜素能完全杀灭幽门螺杆菌，相关的报告都是零星研究，而且是以抑制幽门螺杆菌的活性为主。目前一些体外实验和动物实验表明，大蒜中的含硫化合物和含硒化合物对防癌有一定的积极效果，尤其是一些胃肠道恶性肿瘤，例如食管癌、胃癌、结肠癌等。但是对动物有效不代表对人有效，所以大蒜是属于潜在的抗癌物质，切不可一味地夸大。预防胃癌应该要从多方面着手，单凭一个食物就能预防，是很不靠谱的，虽然大蒜素确实对健康有好处。

让我们再回到文章最初说到的北京大学肿瘤医院在《英国医学杂志》（BMJ）上发表的著名研究：通过随访 22 年发现，除了根除幽门螺杆菌外，多吃大蒜、维生素也能降低胃癌死亡率。这里需要注意了，首先是要通过规范根除幽门螺杆菌，再加上合理饮食，补充大蒜提取物、维生素等，在这样共同作用的情况下，才能起到作用。在这里可是根本没有提及单一靠吃大蒜来搞定所有的幽门螺杆菌，同时又预防了胃癌的发生。

生活中的幽门螺杆菌感染、高盐饮食、抽烟、喝酒等，才是胃癌发生、发展、促进的最为重要的危险因素；不改善生活习惯，不根除细菌，吃再多的大蒜也是枉然。所以说，吃大蒜不是坏事，但是，你可是得谨慎些。

第二章

肿瘤的诊断

1. 做个胃镜检查吧，今年真的不能再拖了

患者老张在我们科室治疗已经有一段时间了，他儿子最近找到我，想开点胃药缓解一下自己胃部不适的症状。听了他的症状以后，我建议他还是先做一个胃镜检查一下。小张面有难色地和我说："主任，说起这个胃镜，那可是早都该做了，最早以前是有点恐惧、害怕，以后的这些年就是天天被乱七八糟的事情一拖再拖。时至年底，工作任务和压力又明显地增加了不少，三餐是每一顿都不能按时进行。这不，老爹又住院了还需要我们陪护，再加上年终各种应酬，我也是真心地佩服自己是铁打的。您还是先给我开点药我先缓解一下，过两天，我再做胃镜吧。"

听了小张的这些话，他讲述的内容我也在门诊、病房里常常听到。其实小张说的这些现象，在我们的日常生活中，在我们的日常诊疗中真的是太普遍了。随着现代城市生活节奏的加快，生活、工作、社会、家庭等诸方面所带来的压力也是越来越大，出现胃部不适现象的人也就越来越多。很多人对于疾病的态度就是再忍一忍、再等一等、再拖一拖、随便先吃点药缓解一下，如此下来很多的疾病就是在这样的过程中被耽误了，一个简单的胃病就可能被拖成了慢性萎缩性胃炎，甚至是胃癌。说到这里，我们就不得不再一次提起胃病检查、诊断的"金标准"——胃镜。

胃镜检查其实就是把一个在其前端安装有镜头的纤维导管直接插入人体的胃和十二指肠，用医生的肉眼来观察食道、胃、肠内部情况与功能，显示出胃黏膜的形态、排列及色泽等。通过内窥镜可以直接观察到病变的部位、黏膜的具体情况，是否有出血、渗出，局部病变的病情等。对于临床观察有异常，或者是有高度可疑的时候，还可通过内镜的模式钳夹胃黏膜、病变部位的组织等进行活组织病理组织学检查。部分疾病则可以直接在内镜下实施胃内病变的胃镜下治疗。应该说，胃镜检查对于大多数的人员来说还是有那么一些痛苦，毕竟做胃镜是一种操作性的检查，不会像吃面条那么顺畅。正是因为如此，近些年来一个新兴的"无痛胃镜"技术已经在临床上被广泛地推广和应用了。所谓的无痛胃镜其实就是给患者在胃镜检查之前用了一点全身麻醉的药物，这样患者就是在睡觉的过程中完成了胃镜的检查，当然就没有了恐惧、疼痛、不适的感觉了。

说起做胃镜，你还真的不能仅仅认为它就是做一个镜子检查，因为在实施

胃镜检查中还有一个重要的操作就是进行胃镜下的组织取材来实施病理组织学活检。这样的活检对于疾病性质、程度的判断是至关重要的，也是最大限度地保障诊断准确性，避免漏诊，避免误诊的主要手段和技术上的保证。通过病理学的检查可以明确分辨胃内的具体情况，浅表性胃炎、萎缩性胃炎、溃疡、癌变这些都可以直接明确。这也是大多数临床医生习惯于用"不做活检等于不检"这话来形容胃镜检查加活检病理组织学检查的重要性的原因。

有了这些确切的检查结果，医生们才可以实施具有针对性的治疗措施。由此说来，还是做个胃镜检查吧，今年真的不能再拖了。

2. 身体上的那些"疙疙瘩瘩"不是用来解闷的

在参加一些义诊和讲座的时候，时常会有人直接来个现场咨询，撸起衣袖让我给看看胳膊上、身体上的那些"疙疙瘩瘩"。一经询问，这样的病史短的是几年，长的都是十几年、几十年了，整个过程中根本也没有什么特殊的变化，甚至有的人把这样的"疙疙瘩瘩"当成了日常闲暇时候的解闷"营生"。面对这样的情况，还真的是有些让人哭笑不得。其实，这里所说的"疙疙瘩瘩"的东西，就是医疗诊疗中所说的肿块，也就是在人体上非正常的组织结构包块，虽说有一些肿块是良性的，没有太大的危害，但是确切地说这也是一种疾病。由于肿块在我们身体的各处都可以发生，自然也包括良性肿块和恶性肿块，因此也应该引起我们的足够重视。对于恶性肿块来说，尤其需要注意早期发现、早期诊断和鉴别，再施以确切的治疗措施。

根据病史和肿瘤的生物学行为特点，良性肿物的判断相对来说比较容易，良性肿瘤的处理也趋于保守。良性肿瘤只要是没有影响机体的正常机能，没有发生组织、器官的功能性改变，总的来说就可以不予以特殊的处理。即便发生了相关的临床症状、体征，以及发生功能性改变，治疗上也是给予肿瘤切除即可。对于恶性肿瘤而言，其诊疗的基本原则则是有着极大的不同，也要根据具体的情况来实施治疗。恶性肿块一般可以出现在浅表的组织、器官等部位，如乳腺、颈部、皮肤等，恶性肿块的出现一般具有自身的特点，主要包括经久不消，或者在短时间内渐进性增大的无痛性肿块，肿块可以是单发的，也有多发的，突出的特点是生长较为迅速，尤其是在同一间隔期间，肿块增长速度较前明显增快。应该说，恶性肿瘤的早期症状非常不明显，但是，这些在短时间内迅速增大、形状不规则的肿块却是恶性肿瘤的早期征兆。

除了生长速度迅速以外，肿块在形状、生长方式上也具有它们的特点。多数肿块的形状表现为不规则，肿块边缘不清，与周围组织关系比较密切，有粘连、融合、相互间生长等倾向。肿块一般都没有外包膜，其活动度较小，甚至不活动，部分肿块还可以与皮肤、基底部粘连、不活动，紧紧地贴敷在一起。部分肿块的表面凸凹不平，质地很脆，肿块中央区域可以出现缺血、坏死、表面溃烂、出血等情况，瘤体表面也可呈菜花样。

按照上边的说法，在临床上发现所谓的恶性肿块也不一定就提示肿瘤处于早期阶段。主要是因为这些肿块的存在可以是肿瘤本身的问题，也可以是转移的淋巴结，还可以是转移的病灶。如此说来，及早地发现问题，及早就诊，及早诊断才是正道。

3. 一滴血就能查出肿瘤？这个梦可以醒了

近些年来，随着人们观念和意识上的改变，人们开始越来越多地关注自己的健康问题。体检、养生、调理也逐渐成为人们热议的主要话题之一。随着恶性肿瘤发病率的不断提高，人们对恶性肿瘤的认识也逐渐深入，在肿瘤的诊疗方面，早发现、早诊断、早治疗的理念已经被大家所接受，对于部分人来说，他们则是更加期待使用更为简便的模式，使得恶性肿瘤的检出能够获得更加早期、简便、精准、高效的检查方法，更有很多人希望通过所谓的一滴血就可以查出几种，甚至是几十种恶性肿瘤。部分医疗机构、体检中心也迎合这些人的心理，特意地包装出这样的检测项目投入临床。其实，以我作为一名肿瘤科医生的角度看来，这些操作实际上都是一些不靠谱的大忽悠，通过他们的方法想获得疾病诊断的念头还真的是要悠着点。有这样梦想的人也可以醒一醒了。

对于采用一滴血就检测出几种、几十种恶性肿瘤的说法，其实在临床上并不少见。与之雷同的说法，如采用一滴血就能检测出上百、上千种遗传性疾病的说法也在临床上说了快 10 年了。早在 2014 年的时候，这样的一个看似高大上的项目就被当时的原国家食药监管总局、原国家卫计委联合叫停了。其主要原因就是国内使用的基因测序仪，以及相关的试剂、软件均未获得国家相应资质的审评、审批，这样的行为自然也就属于"违法医用"的行为。此外，作为肿瘤标志也好，肿瘤标志物也罢，目前这些检测的方法或者是结果，还都受到检测敏感性、特异性的限制和影响，无法得到令人满意的检测结果。如果将这样的检测技术和检查水平直接应用于临床实践，尤其是对健康人群实施肿瘤的筛查、诊断，这样显然是不适合的。

说到了我们在临床上常用的"肿瘤标志物"这一概念，我们首先要知道什么是肿瘤标志物。所谓的肿瘤标志物是指特征性存在于恶性肿瘤细胞，或者是由于身体恶性肿瘤细胞的异常，而产生的一种物质，或是我们的机体对肿瘤的刺激反应而产生的一种对应、应对的物质，这些物质能够反映肿瘤的发生、发展，监测肿瘤对治疗所产生的反应。这一类的物质一般来说可以存在于肿瘤患者的组织、体液和排泄物中，能够采用临床常规的免疫学、生物学及化学的方法检测出来。通过上述这样的一个描述，我们好像对于肿瘤标志物有了一个很好的理解。也似乎明确了到底什么样的指标可以作为所谓的理想的肿瘤标志物，或者说，最好的肿瘤标志物应该具有什么样的特性？一般而言，对于肿瘤标志物的要求是：灵敏度高，也就是说肿瘤在早期就可以被发现，有利于早期诊断；特异性好，即只要是恶性肿瘤患者就会检查为阳性，而非恶性患者为阴性，这样就能对良、恶性肿瘤进行很好的鉴别；能对肿瘤进行定位，也就是可以确定是哪个组织、器官发生了恶性肿瘤，具有很好的指示性；与病情严重程度、肿瘤大小或分期有关，即肿瘤越大，或者分期晚期，肿瘤标志物检查的数值就越高；监测肿瘤治疗效果，即能够提示恶性肿瘤的复发，与肿瘤治疗后肿瘤标志物浓度密切相关；监测肿瘤的复发，即在有效的肿瘤治疗以后，肿瘤标志物可以降低，肿瘤复发时又出现明显升高；预测肿瘤的预后，即肿瘤标志物浓度越高，预后越差，反之亦然。

如此地对照、比较下来，至今为止，目前还没有一种肿瘤标志物能完全满足上述要求。因此说，肿瘤标志物的检查对于临床来说也只能是一种具有"指示性""指导性""提示性"的指标，不能作为"绝对事件发生"来解释和看待。这就是说，即便是那些在我们看来已经达到很好反应的监测、监视恶性肿瘤发生、发展的恶性肿瘤标志物，如甲胎蛋白（AFP）筛查原发性肝癌，糖类抗原-125（CA-125）监测妇科恶性肿瘤，前列腺特异性抗原（PSA）筛查前列腺癌等，也有着它们的不足之处，由此采用它们进行恶性肿瘤的筛查还真的有些让人不太放心。至于其他的那些肿瘤标志物，我们几乎都是想都不去想的事情。只有在那些表达阳性的，已经确诊了恶性肿瘤的患者中，肿瘤标志物才可以作为恶性肿瘤诊疗疗效监测的指标，或者具有一定提示治疗疗效，反映治疗预后等作用和效果的观察指标。对于正常人群的患者来说，这些方法还是尽量不用。

基因测序也好，肿瘤标志物也罢，目前在很多的体检机构中大有泛滥之势。

恣意夸大其检测效果，并宣称只要一滴血就能通过基因筛查的方法检查出恶性肿瘤，乃至数百种疾病的风险，这事还真的要认真思量啊！不考虑具体的临床实际情况、患者的家族史，单纯依赖所谓的机器、设备，对遗传病、肿瘤疾病的检查、预测是不够准确的，也是不负责的，如果在常规体检项目中再增加基因测序则更加具有了忽悠的成分。由此给被检查者带来的错误诊断，或者是精神恐慌情绪则是弊大于利。

4. 肿瘤科医生为什么总喜欢问你家里的 "那些事"

　　恶性肿瘤是一种由于遗传物质发生改变，具有遗传倾向的疾病，是一种遗传病，也是一种基因性疾病。在对多种恶性肿瘤疾病的流行病学资料观察、分析中发现，肿瘤疾病具有明显的家族聚集性、易感性等特点。部分疾病具有明确的肿瘤遗传性、遗传度、多基因遗传性状的遗传特点和规律。因此，临床医生在疾病诊疗的过程中，就会针对患者的疾病特点，询问家族中是否具有与患者罹患同样疾病的情况，而且还要采用特有的记录模式进行记录。一般来说，目前常用的固定登记格式为：与患者的血缘关系 – 肿瘤名称 – 患者发病年龄 – 发病时间，如患者叔叔 – 降结肠腺癌 – 49 岁 – 2018 年 5 月。其实，对于恶性肿瘤以外的一些疾病，如家族中结核、肝炎等疾病也是需要询问和记录的主要内容之一。此外，由于部分肿瘤患者的治疗过程中涉及使用激素等药物，患者家族史的记录中也需要扩大对家族性遗传性疾病，如糖尿病、精神类疾病、高血压病等内容进行详细的询问与认真的记录。

　　研究表明，有些遗传性综合征与肿瘤关系密切，患有遗传综合征的个体存在遗传缺陷，并常伴有一系列其他的异常或体征，往往具有发生恶性肿瘤的倾向，可将其称为遗传性癌前病变。目前已知的遗传性癌前病变有：家族性结肠腺瘤病，患者到了一定的年龄以后，几乎全部会发展成结直肠癌；Gardner 综合征，患者除结肠多发腺瘤外，还可伴有肠外肿瘤，其结肠腺瘤几乎 100% 会癌变；Fanconi 贫血，这其中大约有 10% 的患者可以发生白血病；着色性干皮病，这类患者未来可发展成为皮肤癌；共济失调 – 毛细血管扩张症，患者易患淋巴系统恶性肿瘤。

　　临床上通过对大量的具有遗传倾向的恶性肿瘤疾病进行比较、分析表明，对于具有遗传性肿瘤综合征的患者，一般具有以下特点：家族成员中患肿瘤的危险性显著高于一般人群；家族成员发生肿瘤的年龄明显低于一般人群，一般来说其发生年龄会早 5~8 岁，而且不同成员的发病年龄更加接近于某一固定值，成为家族中的一个特点；有些遗传性肿瘤综合征有其独特的癌前病变，而这种癌前病变在一般人群中比较少见，这也成为家族性疾病特有的聚集性和家族遗传性的特点；家族成员中还可能患有一些罕见肿瘤，这样的肿瘤在人群里的发病率极低；对于可累及双侧器官的肿瘤，这些家族成员发生的肿瘤常为双侧、独立发生的原发性癌，如肺部、肾脏、肾上腺、卵巢、肝脏等；遗传性肿瘤综合征遗传的并非肿瘤本身，而是肿瘤的发生更加容易，或者是说发生的概率更高，这种肿瘤的倾向性常常以一种称之为"染色体显性遗传"的方式传递给子代，并具有不完全外显的特点，也就是说他们显示出疾病的状态与年龄直接有关，其中某些家族成员虽具有肿瘤倾向性，但可能终身不会发生肿瘤，这样说来是不是有一些"潜伏"的味道。

某些遗传性疾病还涉及父母双方亲属，也应了解。若在几个成员或几代人中皆有同样疾病发生，临床医生就需要绘制出家系图显示更加详细的情况。如此说来，对于肿瘤科医生来说，他们对患者、患者家属家里的"那些事"如此关心的原因您也许明白了些，毕竟在治疗一位肿瘤患者的同时，他们还肩负预防和防治恶性肿瘤疾病在家族成员中高发的责任。如此说来，这样的关心看来还是很值得的。

5. 发现息肉后，真的是不能休息，至少要严密随诊

前不久，我曾经发过一个科普稿子，说的是在日常体检报告中时常可以看到"结节""息肉""囊肿"或者"增生"等字样。目前大量的临床资料显示，在以上的 4 种病理学描述中，只有"囊肿"可以判定为是完全良性的疾病，而其他的几个概念均具有发生恶性病变的可能，即便目前它还是处于良性的阶段。今天就和大家说一说有关"息肉"的那些事情。

所谓息肉一般是指在组织或者黏膜表面生长的，呈现赘生物的样子，临床上息肉的范围比较广泛，如增生性、炎症性、错构瘤、腺瘤及其他肿瘤等。息肉在临床上属于良性肿瘤的一种，一般多表现为炎性息肉、腺瘤性息肉和某些胃肠道息肉综合征等。这些病变虽然属于良性疾病，但是其中的一部分具有恶变病变的倾向和危险性。正是因为息肉具有一定癌变的可能性和危险性，所以在临床上不能太大意。息肉发生癌变的可能性也会受到很多因素的影响，因此，在临床上也需要结合息肉的发生部位、大小、形态、组织病理学、伴发症状等

因素进行综合分析，做到既不麻痹大意，也不放任自由。正是因为息肉具有由良性病变朝着恶性改变的可能，因此，在临床上也就越重视对于息肉的随诊和动态观察。

接下来，我就是把临床上最为常见的几种息肉给大家做一个介绍和讲解，也算是给您提个醒：

（1）大肠息肉：大肠息肉与结直肠癌的发生具有密切的关系，可以说大肠息肉是结直肠癌发生的重要病因、诱因，其发生恶变的可能性极大，因此这也是临床上需要注意严密观察的主要原因。在日常临床诊疗中，大肠息肉可以伴有或者不伴有临床症状。其癌变风险与息肉的种类直接相关，非肿瘤性息肉，如炎症性、增生性、错构瘤性息肉一般不易癌变。而腺瘤性息肉，如管状腺瘤、绒毛状腺瘤、混合性腺瘤等则具有较高的癌变风险。如此说来，结肠内发现腺瘤性息肉的患者符合以下任一标准者，其癌变的危险性就相对较高：息肉个数3个及以上；息肉直径大于1厘米；病理报告提示管状绒毛腺瘤、绒毛腺瘤、高度异型增生或者高级别上皮内瘤变等。这样说来，对于以上的诸多信息，如息肉的数量、直径大小可以由肠镜检查获知，而息肉的具体组织类型则必须依赖病理组织学报告来明确，这也足以证明病理学检查在判定息肉情况中的重要性。对于肠息肉的处理，应该说还是以手术切除为主，而且越早越好，实施肠镜检查的时候如果发现了肠道息肉，应遵从消化内科医生的意见决定直接实施镜下切除，息肉切除以后必须进行病理组织学检查明确病理学类型。对于病情复杂的，也可以先实施病理学检查，再决定后续的治疗措施。

（2）胃息肉：相比于肠道息肉而言，胃息肉的恶性级别就低了很多，但是与其他息肉相比，还是属于危害性相对较高的一种。胃息肉在临床诊疗中，除了在胃镜检查中被偶然发现以外，较少会因为出现临床症状而就诊被发现的，部分严重的患者可出现消化道出血等临床症状。常见的胃息肉有3种类型，包括胃底腺息肉：此类型与长期口服抑酸药物有关，癌变率一般不到1%；增生性息肉：常与幽门螺杆菌感染和慢性萎缩性胃炎有关，癌变率约为1%，息肉长大后的癌变风险会逐渐增加；腺瘤性息肉：是胃息肉中癌变率较高的一种，尤其是大于2厘米的绒毛状瘤性息肉，其癌变率可以最高达40%以上。如此说来，胃息肉的病理组织学检查也是评判其安全性的主要依据。由于胃息肉的恶变率差异较大，且与病理组织学类型直接相关，胃息肉治疗的适应证一般相对把握较紧，一般来说，直径大于1厘米以上的息肉均建议胃镜下切除。此外，还要具体结合胃部息肉的数量、病理组织学类型、是否合并有幽门螺杆菌感染、是否在服用抑酸药物等综合因素分析，最终的意见还是听从消化内镜医生的决定，我之所以这样说，还是那句话，医生是最专业的。

（3）胆囊息肉：在息肉界如果有一个癌变排名榜的话，胆囊息肉绝对会仅次于肠道息肉、胃息肉而排在第三位。胆囊息肉大多数是在超声检查中被发现的，部分患者也可以在进食油腻食物后出现了临床症状而就诊。临床上胆固醇性息肉、炎性息肉基本上没有癌变的可能，而腺瘤性息肉则是具有潜在的危险性，癌变率较高。胆囊的位置比较尴尬，其中的息肉更是无法像胃肠道那样获得组织病理学检查的结果。胆囊息肉的随诊观察主要依赖于超声检查、肿瘤标志物、CT 等影像学检查方式，结合患者的临床症状进行综合判断。在临床上对于大部分较小的胆囊息肉，如果没有任何临床症状，可以暂时不急于处理，观察即可。对于发生以下表现的胆囊息肉则建议实施手术：息肉的数量只有 1 个，直径大于 1 厘米；随诊中息肉整体增大明显；胆囊息肉伴有明显的临床症状，同时伴有胆囊结石，伴有慢性胆囊炎或者息肉是广基无蒂类型的；超声、肿瘤标志物、CT 等检查提示有恶性病变可能的。

（4）鼻息肉：较小的鼻息肉一般没有特殊的临床症状，随着息肉长大或者特殊位置，会伴有一些特殊的临床表现。应该说鼻息肉也是体检中发现的居多。好在鼻息肉很少会癌变，随着息肉的长大依然还是要重视并积极治疗。体积较小的鼻息肉不伴有临床症状时完全可以以随诊观察为主。息肉较大的时候，阻塞了鼻腔，或者息肉不大但是阻塞了鼻旁窦的开口，影响其引流功能的时候，则需要实施鼻镜下的手术治疗。

（5）子宫内膜息肉：一般也多数无临床症状，常在超声体检中被发现。此外大多数子宫内膜息肉都是良性的，只有少数会发生癌变。即便是这样，当发现子宫内膜息肉的时候，手术治疗依然是第一位的选择，手术治疗的主要目的在于去除宫腔内的组织占位，避免出现出血或者排液等情况。此外，在影像学检查提示子宫内膜增厚的时候，常常伴有子宫内的息肉、增生或者恶性肿瘤的存在，对于具体的病理学类型主要还是依赖于手术治疗后的明确诊断。

如此说来，对于息肉的处理还是那句话，听专业医生的建议，那是没错的。

6. 胰腺癌的前期症状，这个真没有

说起恶性肿瘤，大家不免有些谈虎色变，这主要与恶性肿瘤的发病率高、治疗效果差，患者诊疗预后不佳等因素直接相关。近些年来，随着医学诊疗技

术的提高，人们对恶性肿瘤的认识也有了很大的改观，尤其是恶性肿瘤早期筛查意识的不断增强，使得恶性肿瘤的早期发现率明显提高，手术切除的比例增大，患者的生存期明显延长，恶性肿瘤患者的生活质量明显改善。即便如此，恶性肿瘤的整体治疗效果和预后还是没有达到人们预期的结果。这也使得很多人开始关注恶性肿瘤的早期表现，或者是前期临床症状，希望通过此种模式来进一步地发现早期恶性肿瘤，尤其是像胰腺癌这样的癌中之王，其总体的临床治疗疗效始终没有太大的改观，到目前为止，胰腺癌的 5 年生存率几乎为 "0"。

说到这里，很多人就纳闷了，在他们的印象里既然身体的组织、器官已经发生了恶性肿瘤，那就应该表现出对应的临床症状，这些临床症状对于患者来说就如同给机体发出了报警信号一样，可以提醒我们的机体注意，并及时就诊、检查、明确诊断。但是，实际情况却不是这样，当人体内发生恶性肿瘤的时候，其发生、发展一般较为隐匿，肿瘤细胞的生长速度相对较快，由于人体的各个组织、器官具有较为强大的代偿功能，一般情况下恶性肿瘤对于组织、器官的损害情况，以及组织、器官对于恶性肿瘤的应对都很难在疾病的早期阶段被显示出来。部分恶性肿瘤的相关临床症状即使是被表现出来了，又由于这些症状一般来说都不是恶性肿瘤所特有的临床表现，也就是我们所说的它们不具有相对明显的特异性，因此，在临床上很难被直接发现、关注，或者被直接确定为恶性肿瘤。这些因素也是临床上很难通过所谓的早期症状来发现恶性肿瘤的主要原因。

理想很丰满，现实却是很骨感。这也许就是人们所期待的用最为简单的方法解决最为棘手的问题，却不能获得满意效果时候的沮丧、遗憾吧。由于包括胰腺癌在内的恶性肿瘤的症状和体征与原发病灶部位、肿瘤累及范围、患病时间、组织学类型等因素直接有关，因此，在临床上早期胰腺癌往往也是无任何临床症状，也没有任何所谓的胰腺癌的前期症状。面对着大家的热情，我也只能给大家泼一盆冷水：这个真没有。

如此说来，当胰腺癌患者在临床上发现了一些临床症状，或者说是因为一些相关的临床症状而就诊的时候，可以说肿瘤多数已经处于中晚期。而对于那些所谓的早期临床症状多数也是肿瘤侵犯周围组织，发生转移而产生的。

上腹部痛、上腹部饱胀不适、腹痛是胰腺癌患者最常见的症状，也是疾病进展的主要原因。而患者的体重减轻、消化不良、食欲不振、恶心、呕吐、腹泻、便秘等临床症状的发生，都是与胰腺癌引发的消耗性改变，消化功能紊乱，胰腺外分泌功能不良，以及肿瘤侵犯十二指肠或者胃部等出现的梗阻性改变相关。至于那些出现消化道出血、黄疸或者出现肿瘤热的患者，多数与肿瘤进展、肿瘤压迫或浸润周围组织直接相关。可以说，这些所谓的早期症状几乎都无法提示临床上的早期病例。

由此说来，想发现早期胰腺癌最为有效的方法就是：定期开展具有针对性的体检或者肿瘤筛查！

7. 扎堆儿的恶性肿瘤可不只有肝癌

前几天给大家说了具有"家族遗传性肝癌"患者大刘的故事，引起了很多人的关注。其实，在我们的周围，类似这样具有"聚堆儿"性质的肿瘤可不只有肝癌一个。临床流行病学研究表明，具有较高遗传概率的常见恶性肿瘤还包括：乳腺癌、胃癌、肠癌、鼻咽癌等，也就是说这几种癌症最容易发生遗传。当然了，这其中也包括一些生活环境、生活习惯协同作用的结果。

（1）胃癌：应该说遗传性因素本身就是胃癌的高危因素之一，有胃癌家族史的人群患胃癌的风险较没有胃癌家族史的人群平均要高出 2~3 倍。再加上不良的饮食习惯，如喜欢进食酸菜、豆腐乳、腊肉、烧烤、隔夜餐等这些高盐、腌制、熏制食品，就更加容易引起胃癌的发生。

（2）乳腺癌：乳腺癌具有明显的遗传倾向，特别是直系亲属间的遗传可能性很大。母亲患乳腺癌的女性，其患乳腺癌的概率要比其他女性高出 2~3 倍。因此对于具有家族病史的女性，其乳腺健康检查需提前到 30 岁左右，超声、钼靶摄片检查可以早期发现乳腺癌。而且鼓励有遗传倾向的女性，应该从 20 岁开始就要有意识地进行"乳房自检"，发现问题要及早就诊。

（3）鼻咽癌：鼻咽癌具有明显的种族易感性、地区聚集性和家族倾向性。具有鼻咽癌家族史的人群，建议定期检查 EB 病毒，饮食中也要避免进食腌制食物，毕竟常吃腌制食品会增加鼻咽癌 2~7 倍的发病率。同时，烟草、二手烟及其他有害烟雾，如煤油灯气、杀虫气雾剂、甲醛等也是鼻咽癌的主要病因和协同因素。

（4）肠癌：20%~30% 肠癌患者都有肠癌的家族史，20%~30% 的肠癌患者还有其他癌症的家族史。由此看来，肠癌可是地地道道的与遗传相关的肿瘤。患有家族性肠息肉病的患者，定期检查和必要的治疗是不可缺少的。改变高脂肪、高蛋白、低纤维素的饮食习惯，积极参与运动，保持良好的睡眠习惯则是减少肠癌的主要因素。更为重要的是对于 45 岁以后的人员，需要每 1~3 年进行 1 次肠镜、便潜血检查。

对于这些具有遗传倾向的肿瘤，还是那句话：定期进行防癌筛查才是关键中的关键！

8. 说说体检报告上的这些"疙疙瘩瘩"

在日常的体检报告中，我们时常可以看到"结节""息肉""囊肿"或者"增生"等字样。这些字样中虽说没有病理报告上的"癌"字那么恐怖，但是，在一时摸不着头脑的情况下看到这几个词，估计还是会让很多人感到有些腿颤，或者说至少是有些小恐惧。更为重要的是，这些病变到底是良性疾病呢，还是恶性病变？哪些未来可能有癌变的趋势，哪些又是癌症的先兆？应该说，这些都是大家最为关心和关注的内容。

接下来，我就将对"结节""息肉""囊肿"或者"增生"等几个字样的大概情况给大家做一个介绍：

（1）结节：在人体内的结节主要是指可以触及的局限性圆形、椭圆形或不规则形的实质性的皮肤损害。结节的形成可以是炎症性或非炎症性，这样的结节可以在皮肤的全层中发生，如累及表皮、真皮或皮下组织，结节的大小不等，小的结节可以是绿豆粒大小，大的结节可以像鸡蛋黄大小或者更大，部分结节还可以互相融合形成更大的大结节、斑块样结构。说到结节的性质，不是所有的结节都安全，结节具有癌变的可能。人体内的结节从良恶性的角度来分类，包括良性结节和恶性结节 2 大类。如果我们在检查中单纯就是看到一个"结节"这样的字眼，是不能判定结节的良恶性的。对于部分结节来说，它的演变和变化完全是一个动态的过程，也就是说今天可以是良性的，明天就可能转变成为恶性病变。人体中可以发生结节的部位很多，而临床上区分其良恶性还真的是一个技术活，不只需要通过临床查体，还需要借助彩超、CT 或者 MRI 进行检查鉴别，应该说这些都是很好的辅助检查手段。但是最终确诊还是依赖于病理组织学检查的结果。对于结节检查为良性的病变，切不可大意，毕竟还是有恶变可能的，接下来的工作就是定期复查。

（2）息肉：体检过程中发现的息肉，主要是指人体组织表面长出的赘生物，这些生长在人体黏膜表面上的赘生物在临床上统称为息肉。一般来说，息肉包括的内容很广，如增生性、炎症性、错构瘤、腺瘤及其他肿瘤等。常规检查中的息肉属于良性肿瘤中的一种，如炎性息肉、腺瘤性息肉和某些胃肠道息肉综合征，这些病变都是良性的改变，但是在这其中，也有一部分具有恶变倾向。那些生长在皮下的囊肿、脂肪组织中的脂肪瘤、肌肉内的肌瘤等，也可引起体表的隆起，但是它们并不属息肉的范畴，在临床上一般会按照息肉的出现部位给它们命名。对于息肉而言，随着观察时间的延长，息肉发生癌变的可能性很大。息肉这种赘生物可以生长在身体的多个部位，包括胃肠道、头颈部、宫颈等部位。虽说息肉在发现时整体上以良性居多，但是，息肉有极大的恶变比例，尤其是肠道息肉、胃息肉，其发生癌变的比例极高。正因为如此，临床上发现息肉的时候一般不再建议等待 观察，及早实施手术切除才是正道，即便如此，也要小心切除后局部区域的息肉再发、恶变，如此说来，息肉还真的不是什么好东西。

（3）囊肿：囊肿是发生在人体中的一种良性疾病，它可以长在人体表面，也可以长在内脏里。多数的情况下，囊肿是生长在体内脏器中的囊状的良性包块，其内容物的性质一般都是液态的。一般来说，我们在临床上听到最多的囊肿有"肾囊肿""肝囊肿""单纯性的卵巢囊肿"和"巧克力囊肿"，等等。肾囊肿又可以分为单纯性的孤立性肾囊肿和多囊肾。囊肿在发生的角度上说多数是天生的，无论如何生长，也不会发生恶变。其实人体内的很多组织、器官都可以发生囊肿，由于囊肿具有比较特殊的影像学表现，因此其诊断也是较为容易和明确的。最为关键的是：目前已知的全部囊肿都是良性的，不会发生恶变，其实，这个才是大家最为关心的事情。对于囊肿的处理其实也比较简单，除了观察以外，一般来说不需要处置。但是，体积较大的囊肿，不断增大的囊肿，具有器官功能损害的囊肿则是要治疗的，目前多数情况下采用介入微创的治疗模式进行，其效果显著，不良反应少，但是，依旧具有一定的复发率。

（4）增生：机体中的细胞在进行有丝分裂的时候，由于其分裂活跃可以导致组织、器官内细胞数目增多，这样的现象称为增生。增生一般分为生理性增生和病理性增生2种。因适应生理需要而发生细胞分裂、细胞数目的增多，而且其程度未超过正常限度者，称为生理性增生。常规情况下，人体的一部分组织受到各种损害后，其余部分的代偿性增生也属生理性增生。由病理原因引起的，超过正常范围的增生则称为病理性增生。增生这样的现象在我们的体内无处不在，但是，增生中发生癌变的比例却相对较少。增生是人体中一种常见的表现，是机体细胞生长的一种特殊的表现。这样的增生多数会使组织、器官的细胞生长活跃，直接的结果就是导致组织或器官中的细胞数目增多，细胞体积增大，如此的水涨船高，也就使得组织、器官的体积也随之增大。在日常生活中，我们最为熟悉的增生表现就是乳腺增生、前列腺增生、骨质增生、疤痕增生等。如此说来，绝大多数情况下的增生都是良性的，也不会转化为癌症。但是，临床上还是会有极少数的不典型增生，最终会转变为癌症。这也是在临床上需要对增生进行密切随诊的主要原因。

9. 体检，你从一开始可能就跑偏了

体检已经成为目前很多人的良好生活习惯之一，体检的目的就是要综合地掌握自己身体的整体状况，及早地发现疾病隐患，尤其是对于一些自身可能发生的疾病通过体检模式获得最早的发现。然而，近些年来时有报告和质疑，为什么年年体检，发现的癌症却还是晚期？尤其是当我们身边的一些名人在出现类似情况的时候，则更加引起人们的疑惑，癌症的发生不是需要几年甚至几十年的时间吗？为什么我们的肿瘤发现这么快，而且还以晚期居多？

说到这里，我想说：其实对于很多人来说，您的体检从一开始就跑偏了，似乎缺了点什么。

应该说绝大部分的恶性肿瘤在其早期阶段均没有特异性的临床症状和体征，由此说来，发现身体上有什么不适，或者发现临床症状而就诊再发现早期恶性肿瘤几乎是不可能的。大量的临床资料显示，只能够通过健康体检、肿瘤筛查等检查手段才可以发现早期恶性肿瘤，这也是临床上发现早期恶性肿瘤的主要手段和途径。与之相对应，目前很多人参加的健康体检，一般都是由单位统一安排的，这些健康体检在实施的过程中，体检做什么项目，体检项目的设置都是单位与医疗机构在体检前固定设置的，这样的检查模式、项目、流程几乎如同"流水线式"的确定不变。可以说，在目前的体检中极少见到针对每一个体检者量身定做，也就是针对每一个体检者的家族史、疾病史、工作、生活习惯等内容去设定体检检查的项目和内容，这样的体检在多数的情况下失去了针对性，也就更加说不上是对恶性肿瘤进行的肿瘤筛查，或者防癌体检了。

众所周知，恶性肿瘤的形成是一个多因素相互作用的结果，其中涉及家族性遗传性因素，以及患者的基础疾病、工作环境、生活习惯、药物使用等多种因素。由此看来，在体检之前与具有临床或者流行病学经验的医生先进行一个交流和说明是很有必要的，通过充分的咨询和询问，再确定需要检查的项目就显得十分必要，这样的检查才会具有针对性，如此的一个提前交流环节解决了很多单位盲目的、流水线般的检查，也避免了不必要的浪费。

比如，很多的健康体检中均没有胃肠镜检查这个项目。但是，对于那些具有明确的胃肠道肿瘤家族史、胃肠疾病史、肠道息肉史，具有特殊腌制、熏制、高盐饮食习惯，甚至已经具有临床症状的患者来说，你还敢单纯使用便潜血、肿瘤标志物等项目的检查来替代胃肠镜检查吗？

显然你不敢！这也更加不符合胃肠道肿瘤检查的标准和模式。

套用一句时髦的聊天语：不要让你的体检输在起跑线上。

10. 发现早期肺癌的诀窍，除了筛查没有其他

2020 年发布的最新版的"中国癌症年报（2018 年数据）"于日前出炉。不出任何的意外，在 2020 年的年报上肺癌的发病率和死亡率依旧高居榜首。

每当看到这些数据的时候，作为一名肿瘤科医生来说，最想告诉大家的就是该如何预防、治疗恶性肿瘤，如何实现肿瘤防治中的"三早"，即早期发现、早期诊断和早期治疗。应该说，肿瘤的形成真的是印证了"冰冻三尺，非一日之寒"的古语，这需要一个很漫长的过程。肿瘤流行病学研究显示，在恶性肿瘤形成的潜伏期，肿瘤需要经历一个漫长的潜伏过程。从正常细胞演变成癌细胞，再发生异常增生、癌前病变，最终形成临床期可见的癌症通常需要10 ~ 20 年。

当患者处于癌症的潜伏期，只要有意识地改善生活习惯、饮食结构、运动习惯，增强抗癌免疫力，便可逆转或阻止癌变的发生。而 90% 以上的癌症在潜伏期状态的时候完全没有任何明显的临床症状和体征。待临床上发现明显的症状、体征而就医的时候，肿瘤疾病往往就已经到了疾病的中晚期阶段，而这也是导致我国癌症死亡率整体高于全球平均水平的重要原因之一。

在我国的居民中，常规的就医、检查都是出现临床症状以后的事情，很少有人主动地就诊做常规的检查，做肿瘤的筛查就是更加无法想象的事情了。即便是参加了常规的体检项目，也是缺乏直接针对癌症早期筛查的项目，如筛查胃癌、结直肠癌的胃肠镜检测等。其次就是对于癌症早期筛查的认知不足，怕麻烦的心理也使得普通民众疏于进行相关检查，错过了癌症诊疗的最佳时机。

目前看来，发现癌症早期阶段最有效的措施就是肿瘤筛查，而且没有其他任何可以替代的措施。临床早期的治愈率几乎是100%！筛查发现的早期肿瘤不仅治愈机会大，还能大大降低癌症患者的身心痛苦和治疗费用。对那些期待发现早期症状再去就诊的患者，我想说的是，有了症状就已经不再是疾病的早期。

11. 说说你身上的那些痣

痣本身也是一种肿瘤，乍一听这样的说法，你是不是被吓了一大跳。其实，我说的却是真真切切的，因为痣本身就是我们人类最为常见的一种发生于皮肤的良性肿瘤，是表皮、真皮内黑素细胞增多而引起的皮肤特殊的改变和表现。广义范围上的痣包括内容很多，如各种先天性、后天性的黑素细胞痣、皮脂腺痣等。

对于痣的形成原因，目前认为是一个多因素作用的结果，与遗传因素、紫外线照射等环境因素直接相关。研究提示，紫外线照射是黑色素形成的一个主要原因，日常生活中的美白、防晒、皮肤护理是抑制或者减少黑色素形成的主要途径。此外，皮肤的新老角质交替过慢也是黑色素形成的原因之一。对于痣来说，可以发生在人体皮肤、黏膜的任何部位。形态、大小、数量、颜色等也是各异的，几乎没有什么规律可言。由于各种痣细胞内色素种类、含量有所差异，痣的颜色也就有所不同，可以呈现棕色、褐色、蓝黑色、黑色，当然也有一种是无色素的，那表现出来的自然就是皮肤的颜色。由此说来，在我国盛行的不同部位、颜色的痣能提示人的不同运道之说，貌似也就没有什么具体的依据了。

在医学上痣属于良性的肿瘤，因此也无须实施特殊的治疗。但是，有部分痣却是可能发生恶变，也就是发展成为恶性肿瘤，这就应该引起大家的足够重视。说起痣的恶变，其实还是有很多的特征可循的。比如，新发生的痣，尤其是20~30岁以后在正常皮肤上出现的新的色素痣，则应引起高度重视，尤其是色素痣在短时间内扩大，或者黑痣一分为二，两边不对称，出现色泽加深或者变浅，色泽斑驳的。痣呈现为杂色常为恶性病变的信号，雀斑型及表浅蔓延型常在棕色或黑色中掺杂红色、白色或蓝色，其中蓝色更是一种不祥之兆，而白色常提示肿瘤有自行性消退的可能。结节样的痣往往呈蓝黑色或灰色。

除了颜色以外，痣的形态也是区别痣良恶性的主要手段之一。恶性改变痣的周边一般不规则，有切迹，周边参差不齐呈锯齿状改变，多数是肿瘤向四周蔓延扩展或自行性退变所致。表面不光滑，凹凸不平，常粗糙而伴有鳞形或片状脱屑。有时有渗液或渗血，病灶可高出皮面。损害隆起有时呈斑块或结节状，也可呈蕈状或菜花状，表面易破溃、出血。周围有不规则的色素晕或色素脱失晕的表现。有些痣的周围还可以出现卫星状损害病灶。有些痣的病变直径一般较大，可以大于5毫米，伴有反复感染发生，出现持续性痒感，痣周围有炎性红晕，或周围出现卫星痣，痣上原有的毛发突然脱落，痣的表面潮湿或有结痂形成，痣有出血倾向，中央出现硬结或溃疡等表现。特别是部分色素生长在足底、足趾以及其他容易受到长期、反复摩擦或外伤刺激的部位就更加需要注意，其存在着潜在的癌变可能。长在甲沟、指甲、肢端、口腔黏膜、结膜、阴道、包皮的痣比其他地方的痣变成恶性黑色素瘤的机会大。

需要说明的是，色素痣变黑不是恶变的绝对指征，因为在性成熟及妊娠时，所有的色素痣都可以变黑。而任何单个痣在短期内比其他痣变黑或变为黑色不均匀时，或有迅速增大时，则都是癌变的早期信号。

12. "形、色、味、数"俱佳，你以为我在说什么

"吃、喝、拉、撒、睡"是我们日常生活中毫无风雅、俗而又俗的5个基本要求。可以说没有谁能够在每天的生活中，脱离这5个字的琐碎和必要。也正因为"吃、喝、拉、撒、睡"都属于生活中的基本问题，因此时常被人们所忽视，待问题出现的时候，却会严重地影响着患者的生活质量。

说到排便，"排便习惯改变"是日常生活中最为常见的问题，更是最容易被我们忽视的问题。这其中很多的原因是大家对于自己的排便情况不太关注，也有的则是不知道该关注什么问题，或者认为那些所谓的变化属于理所应当的状态，殊不知这其中就隐藏着一些大问题或者是大隐患。

说到大便习惯的改变，那所涉及的范围可是大了，几乎可以涉及大便的"形、色、味、数"，也就是我们常说的形状、颜色、气味、次数等方面。大便排便习惯的改变与多种疾病相关，这其中与胃肠道疾病关系尤为密切。我们甚至可以把大便习惯改变看成是胃肠道疾病的"消息树"。

说起大便的习惯，正常的情况下大便应该是1天1~2次，或者1~2天1次，大便的形状如同长条形的香蕉样，而且颜色多为暗黄色，软硬也比较适中。在此基础上，只要是发生了改变，那么就意味着你的胃肠道可能出现了各式各样的问题。比如，出现了大便干燥，就可能是由于胃肠道蠕动过慢、蠕动动力缺乏、肠道菌群失调或者是由于肠息肉等因素所导致。与之相对应，部分患者的大便次数增多，每天超过2次以上，伴有大便不成形、稀稠度不正常或者伴有黏液等，这些都可能与肠道发生炎症，或者出现了消化功能不良等有关。也有部分患者也可以出现大便不成形，次数增多，伴有腹胀等不适，这些既可以

是胃肠道的功能性病变，如酒、刺激性食物刺激，熬夜等不规律生活，或情绪波动、长期不规律饮食等造成肠易激综合征的表现，也可以是其他器质性疾病的表现。部分患者还可能出现腹泻、便秘或二者交替出现的窘态，这都需要引发临床上足够的重视，更要实施很好的诊断与鉴别诊断。

在引发大便习惯发生改变的患者中，肿瘤性因素也是一个大的方面。以直肠癌为例，在患者首次就诊的症状中，排便习惯改变具有很大的比例，如便频、黏液便、腹泻占 67.5%，便血占 65.2%，肛门坠痛、里急后重、便秘、腹痛的比例也在半数以上。部分发生在直肠低位的肿瘤，可以导致肠管狭窄，刺激排便次数明显增多，每次排出的粪便却很少，或者出现细条、扁条样的成形便，或者大便中伴有血液、黏液等，最为严重的时候甚至可以出现肠梗阻。

在大便习惯方式改变的原因中，有几个疾病是最容易被我们所混淆、忽视的，这就是痔疮、息肉和肠道肿瘤。痔疮的主要症状就是便血，部分患者会出现疼痛，也有部分会出现大便变细。但是，痔疮的出血多数以排便后滴血，新鲜血为多见，血液与粪便一般不相混合，也没有黏液、粘连等表现。肠道息肉在临床上包括腺瘤、炎症息肉及息肉病等。便血、黏液等表现是其主要特点，表现也是多种多样的。肠道肿瘤在疾病的早期常无明显的临床症状。随着疾病的进展，大便常伴有血液、黏液，大便的形状、排便的次数都会发生一定的改变，部分患者还会出现全身症状的改变，如在短时间内出现明显的消瘦、贫血、乏力等情况。

在大便习惯发生改变的时候，我们很多人都习惯于自己找原因，用一些简单的方式、原因来解释症状的发生，即便是这样的症状出现较久，对症处理未见改善，也会被我们所忽视。这就为胃肠道肿瘤等恶性肿瘤疾病的进展创造了机会和条件。要想明确大便习惯改变的确切性原因，确定是否是由于息肉、肿瘤等因素引起的，目前看来唯一准确的方法还是要及早地实施结肠镜检查。

13. 大便变了，结直肠癌来了

排便是我们日常生活中的大事，可是，谁会有很好地关注排便的习惯，以及注意观察大便的样子呢？岂不知，通过我们在日常生活中的点滴注意，我们就可以从排便时候的一些蛛丝马迹的变化，发现很多结直肠疾病，甚至是发现结直肠恶性肿瘤。

在全球范围内，结直肠癌的发病率和死亡率都很高，尤其是在西方发达国家中尤为突出。近些年来，随着我国人民生活水平的不断提高，生活习惯也发生了改变，尤其是饮食结构的转变，结直肠癌的发病率、病死率也逐渐地升高，已经成为我国常见的恶性肿瘤之一。由于结直肠是大便最后形成阶段的主要场所，因此，在结直肠癌发生、发展的过程中，多数可以伴有大便的形态、性状和排便习惯等方面的改变，这也就印证了"大便变了，结直肠癌来了"的说法。

那么结直肠癌患者会有哪些临床表现呢？一般来说，结直肠癌患者在其疾病的早期可以没有任何明显的临床症状、体征，待疾病发展到一定程度，才会出现与之对应的临床症状、体征，这样说来，这些临床症状的出现有的时候真的是不早了。

（1）肠道刺激症状和排便习惯的改变：主要表现为无明确诱因、原因地发生便秘、腹泻或大便次数增加，有时也有腹泻和便秘交替、里急后重、肛门坠胀，并常有腹部隐痛等表现。这些症状多见于发生在直肠、乙状结肠部位的恶性肿瘤，其症状、体征与肿瘤部位直接有关。

（2）便血及排便性状的改变：便血是结直肠癌患者中常见的临床症状，由于结直肠癌发病部位的差异，便血的表现也有着明显的差异，临床上通过对便血的观察也可以初步判断恶性肿瘤的发生部位和形态特点。由于结直肠肿瘤的破溃出血，排便的时候时常有鲜红色或较暗的出血发生，一般出血量都不多，呈现为间歇性。如肿瘤生长的位置较高，位于升结肠、横结肠部位的时候，由于此部位结肠中的大便尚未成形，其肿瘤的出血常与粪便相混合，则呈现为果酱样大便，有时也呈现为黏液血便，这样的大便带血有的时候容易被忽略。待肿瘤发生在降结肠、乙状结肠或者直肠部位的时候，由于肠道中的大便已经逐渐成形，因此其临床症状的发生以大便的形状发生改变为主，尤其是直肠部位发生的恶性肿瘤，由于肿瘤的压迫，形成压扁条状或者排便困难。肿瘤的出血也多数为鲜红色，并出现在大便的外部，或者出现便后出血、滴血等变化。

（3）肠梗阻发生：肠梗阻的发生一般都是结直肠癌晚期的临床表现。而且多数以左侧结肠梗阻为多见，如降结肠、乙状结肠和直肠部位多见。溃疡型或增生性结肠癌向肠壁四周蔓延、浸润性生长而导致肠腔狭窄更加容易引起肠道梗阻的发生，常为慢性不完全性的肠梗阻表现，患者可以先出现腹胀、腹部不适，然后出现阵发性腹痛、肠鸣音亢进、便秘或粪便变细，如铅笔状、羊粪状以致排气排便停止。肠梗阻的发生一般以突发性为多见，也有间歇性、渐进性发生、发展的，其梗阻的表现逐渐性加重。部分患者肠梗阻时常与肠穿孔等情况同时存在。

（4）腹部肿块：腹部肿块是结直肠癌常见的症状，其发生是肿瘤生长到一定程度的表现。由于结直肠癌的发生位于腹腔、盆腔部位，待腹部可以摸到异常肿块的时候，此时的恶性肿瘤多数已经发展成为肿瘤晚期，也是晚期结直肠癌的主要表现，尤其是在右半侧结肠癌的发生、发展中为多见。一般来说，腹部肿块相对较为固定，难以推动，当肿瘤侵袭周围组织时多数可以固定不动，并且伴有肠梗阻或者腹部疼痛等表现。

（5）全身中毒症状：贫血、消瘦、发热、乏力等全身中毒症状是晚期结直肠癌的表现，主要是由于肿瘤生长消耗体内营养，长期慢性出血引起病人贫血，肿瘤继发感染，引起发热和中毒症状，尤其以右半结肠癌多见。

14. 偷换概念，不要被"肿瘤早期症状"骗了你

不久前，我为门诊的一位患者老黄写了一篇"早期症状：却不是早期阶段的肿瘤"的科普文章。入院后，老黄看着文章貌似短暂地理解了"生活中发现了所谓的肿瘤早期症状，却不是肿瘤疾病的早期阶段"的道理。接下来的时间里，老黄也忙着开始入院后的检查和治疗。这几天，老黄的症状明显有了好转，他也有闲心和我谈起他的"早期症状"了。

由于恶性肿瘤发生、发展的特殊性，对于那些所谓的恶性肿瘤的早期临床症状而言，不能很好地提示肿瘤处于疾病的早期阶段。或者说，它们可能是被偷换了概念，这些所谓的早期症状其实在临床上应该称呼它们为肿瘤的"首发症状"或者是肿瘤患者的"就诊症状"。

说到肿瘤的首发症状，其实就是患者疾病进程中最早出现、发现的异常症状和临床表现，这些症状的发生和表现常常与恶性肿瘤的发生、发展直接相关。但是，这其中很多的症状却不一定会引起人们的重视，甚至不会认为是疾病所致，也就不存在着去医院就诊。如此说来恶性肿瘤的首发症状是肿瘤疾病发生的最早表现，但不一定是肿瘤患者就诊、确诊的主要症状。随着疾病的进展，部分肿瘤患者可以再出现一些其他的临床症状，部分症状可能会引起患者的警觉或者不适，这也是引发患者去医院就诊的临床症状，我们称之为患者的就诊症状。一般来说，肿瘤的首发症状可以是患者的就诊症状，但是，多数就诊症状出现的时间会晚于首发症状的出现时间。例如，在鼻咽癌患者的疾病进程中，约80%的患者可以因为局部淋巴结转移而出现颌下增大的肿物，这就是患者的

首发症状，而出现这些症状的患者因此前往就诊的，却不足总数的 30%。同期发生回吸性血涕的患者却约占 60%，此部分患者因此而就诊的发生率却占 90% 以上。因此，局部淋巴结转移而出现颌下增大的肿物的首发症状与引发患者前往就诊的回吸性血涕之间有着很大的差异，而且两者发生之间的时间差也会有 2~3 个月，最长半年到 1 年，由此可以看出两者之间的差异所在。

说到这里，你可能会问了，那是否有什么办法可以提早发现恶性肿瘤的早期阶段呢？回答当然是肯定的，那就是坚持实施有针对性的肿瘤筛查，别无他法！

15. 李老太希望她的"股票"持续走低，不要上扬

但凡买股票的人，都希望自己的股票一路狂涨，红色上扬。可是在我们病区里的李老太，却希望她的"股票"一直低走，千万不要上扬。这是什么原因呢？原来李老太所说的"股票"其实是她化验的肿瘤标志物化验检查。在她看来，那些上上下下的肿瘤标志物数值就如同股票的股值一样，每次看检查结果的心情就如同股民看大盘一样心惊胆战。说起李老太的结肠癌诊疗和肿瘤标志物癌胚抗原（CEA）化验检查，还真有些故事在里边。这也是李老太与我平常的谈资。

几年前刚刚确诊直肠癌的时候，她的肿瘤标志物 CEA 化验指标是正常上限值的 10 倍多，达到了 60，经过检查以后李老太被转到外科实施了手术根治切除治疗。术后她的 CEA 化验指标便直线下降。我也告诉她，按照常规，手术后 6 周左右的时间，她的 CEA 化验指标应该降到正常值范围以内。果不其然，后来的实际情况也应验了我的说法，这也使得李老太对我这样一个北方来的医生和 CEA 指标有了信任。我也告诉李老太，一般来说实施了肿瘤根治术以后，肿瘤标志物会在 6~8 个肿瘤标志物的半衰期以内降到正常，这也从另外一个角度验证了手术治疗的彻底性。从此以后，李老太随诊过程中 CEA 化验就成了常规项目，这个指标也是在正常范围内起起伏伏。

2 年后的一次检查中，李老太的 CEA 突然又出现了升高，接着进行的 CT 检查提示李老太发生了直肠癌肝脏转移，经过我们的再次处理，转移灶获得了有效的控制，她的肿瘤标志物也逐渐回降到正常水平，这也使得李老太对于 CEA 化验深信不疑。

时间又是 2 年，有一次李老太把她的几张化验单一起拿给我看。通过比较，

明显可以看出在最近大半年的时间里，CEA 化验的指标虽然每次都处于正常范围内，但是其数值却呈现渐进性增高的趋势。比较了一下各种影像学检查，均没有发现问题。我也是一边安慰李老太，一边解释给她说，肿瘤标志物的升高具有提早于影像学发现的特点，这样的提早可以达到 2～6 个月的时间，由此，我们需要加密随诊即可，但是，又不能以肿瘤标志物的升高作为治疗的指征。就在 2 个月前的再次检查中，我们终于发现在李老太的肺内有一个病灶存在，经过病理证实是一个转移病灶。

16. "高低再忍耐几天"，肿瘤的诊断模式真的已经发生了改变

上周门诊收治了一位肺癌患者老李，其临床诊断已经基本上确定属于局部晚期肺癌，而且已经丧失了手术治疗的机会，接下来我们要做的就是进行进一步的病理学、基因、免疫标志等内容的检查，为患者后续治疗措施的选择提供依据。入院后第二天，我们经过与老李一家交谈之后，就给老李实施了肺上病灶的穿刺病理学取材，接下来就是等待相关的检查结果。在此后的几天里，患者的儿子小李却是异常紧张，其程度甚至远远超过了老李。小李一天能几次地询问结果是否出来了，甚至就连去卫生间的路上碰到也要询问。在他看来，目前的肺癌诊断都已经明确了，怎么诊断还需要这么长的时间去等待那些结果呢？其实，在很多的人的眼里，肿瘤的疾病诊断还是停留在明确是"某某癌"的阶段，岂不知，目前肿瘤的诊断模式真的已经发生了翻天覆地的变化，肿瘤疾病的诊断需要精确到基因水平，才可以更好地获得治疗的效果。

应该说，人们对恶性肿瘤的认识和诊断过程可以用"与时俱进"来形容。肿瘤疾病的诊断与社会发展、科技水平直接相关。这也是促进肿瘤诊断观念转变的主要因素之一。

在传统的疾病诊断中，我们主要依赖收集患者的临床症状、体征、化验检查、影像学检查、病理学检查等临床资料，对临床上的肿瘤疾病进行诊断。在今天看来，如此获得的肿瘤诊断只是肿瘤诊断的最初级水平。到 20 世纪末期，随着科学技术的进步，检验医学、放射影像医学、病理学等技术均获得了进一步的发展，人们对肿瘤的认识和诊断水平也发生了显著的变化。肿瘤诊断已经从最初的机体确定有或者无肿瘤水平，逐步发展到组织、器官水平、细胞水平甚至是分子、基因的分子诊断水平。

传统的肉眼观察，大体形态学观察，利用光学显微镜进行组织、细胞形态

学观察的老手段已经明显落伍了。目前的诊断采用各种先进的免疫病理学、电子显微镜技术、图像分析技术、染色体核型分析、原位杂交技术、荧光原位杂交技术、比较基因组杂交技术、光谱分析、聚合酶链反应、Southern 印迹杂交法、Northern 印迹杂交法、Western 蛋白印迹、组织芯片技术、显微切割技术以及全基因组、转录组测序技术等分子生物学技术进行，也就是说要把肿瘤的实质真正意义上研究到"骨子里"，只有这样才可以选择更加具有针对性的治疗用药。病理学的诊断已经具有了划时代的意义，使得肿瘤诊断已经超越了原来的临床诊断水平，并且很好地满足了肿瘤的形态学分类、亚型分析、分子基因水平的分类，精确确定疾病侵袭范围，评估肿瘤预后和指导临床用药等指标的综合效应。

但就老李所患的肺癌而言，我们所称呼的"肺癌"这个名称，其实是这一类疾病最为广泛的"大名字"，用一般简单的病理形态学检查方法就可以明确。要想知道它的进一步分型，则需要通过组织化学染色等一系列方法再进一步明确。之所以要这样做就是要进一步明确疾病的更具体的类型。每一种类型都有不同的疾病特点和最优的治疗方案。只有明确了不同的病理学类型，才会了解它的生物学行为、治疗原则、疾病预后等因素，也才可以为临床治疗提供依据。

随着科技的发展，目前我们已经不再满足上述的简单区分方法。而是需要进一步明确肿瘤的基因类型，这些对于疾病的药物选择具有积极的意义。检测的结果可以告诉我们：什么药物是最佳选择，什么药物是可以使用，什么药物已经处于耐药状态，什么药物可能带来极大的毒副作用……这些诊断资料均可以较好地指导临床用药，为患者的治疗提供量身定做的个体化精准用药依据。也使得临床的治疗彻底摆脱"可能""大概""经验"等一系列不确定因素。

上述的这些检测在时间上会有一些延长，但是，一般在 2 周以内均可以获得相应的结果，2 周时间不会对患者的疾病产生很大的影响，但是，其检测结果却极大地影响患者的后续治疗和预后，这样的等待也是值得的。因此，想对大家说：高低再忍耐几天，肿瘤的诊断模式真的已经发生了改变！

17. 不做胃肠镜的体检都是在"走形式"

在最近几次健康科普宣教会上，我做了多次的现场小调研，那就是在过去的 1 年里，由自己或者单位组织的体检中，实施了包括胃镜和（或）肠镜检查的人数不超过调研人数的 10% 。看着这样的一个数据结果，我也不免感到有些郁闷。其实，对于我们这些肿瘤科医生也好，消化科医生也罢，我们还是坚信对于那些消化道疾病的诊查，目前还是主要依赖于及时实施胃镜、肠镜的检查，对于发现的问题则需要进一步的检查、处理，甚至是及时地进行镜下治疗。尤其是对于我国这样的胃肠道疾病、胃肠道肿瘤大国来说，这一点很有必要。我也是坚信：不做胃肠镜的体检都是在"走形式"。

说起胃肠镜检查，其实在很多人的眼里几乎是可以忽略的检查项目。即便是那些已经有了各式各样胃肠道不适反应的患者，他们也会找出各式各样的理由，如没有时间、内镜恐惧、置若罔闻、拖拖拉拉、不够重视等可谓是千奇百怪的理由。但是，他们所不知道的是胃肠镜检查是目前临床诊疗中最容易被忽略掉的检查项目，其检查的频率和使用程度远远低于体检中实施的血液生化检查、超声、CT、肿瘤标志物等检查项目。而胃肠道疾病和胃肠道肿瘤，尤其是早癌的检查几乎无法从那些最为常用的诊疗项目检查中发现。对于那些具有典型症状，属于高危人群的患者来说，癌症并不可怕，可怕的是没有及早实施必要的检查，从而早点发现肿瘤。

也正是因为如此，才有了"不含胃肠镜的体检都是走形式"这样的说法。话说到这里，我们也要为如何实施胃肠镜检查，什么样的人员需要实施胃肠镜检查做一个范围的确定，如此也可以避免胃肠镜检查的乱用和滥用。对于胃镜和（或）肠镜检查的主要适应人群包括：

具有明显胃肠道临床症状者需要主动地实施胃肠镜检查以明确具体的情况和疾病状况：患者出现胃部及上腹部不适、疼痛，上腹饱胀感、恶心、胃灼热心、反酸、嗳气、吞咽不适、哽噎、呃逆，出现原因不明的体重下降、贫血、食欲减退、黑便、呕血、胸骨后疼痛、口苦、吞咽困难等症状的情况。部分患者出现原因不明的下消化道出血、慢性腹泻、腹部肿块、中下腹部疼痛，常规检查后高度怀疑为大肠及回肠末端病变者。

经过一些必要的体检或者其他检查以后，发现异常而需要进一步明确诊断的患者：对于完成定期体检，或者实施了其他检查，在此间发现一些异常的表现和诊疗指标，提示胃、肠道可能具有异常或者无法判断的疾病，则需要进一步实施胃肠镜的检查。如，体检的时候发现有贫血、幽门螺杆菌感染、大便隐血试验阳性，肿瘤标志物癌胚抗原（CEA）、糖类抗原-199（CA-199）、胃癌抗原-724（CA-724）、血清胃蛋白酶原水平升高或者持续性升高者；已经实施了上消化道钡剂造影检查不能确定病变，或者临床症状与钡剂检查结果不符者；原因不明的急（慢）性上消化道出血或需做内镜止血治疗者；上消化道病变

（食管、胃、十二指肠）术后，症状再次出现或加重，疑吻合口病变者；高度可疑有良性或恶性结肠肿瘤，经 X 线检查不能确诊者；疑有慢性肠道炎症性疾病；钡剂灌肠或肠系检查发现异常，需进一步明确病变的性质和范围；原因不明的低位肠梗阻。

胃肠肿瘤的高危人群，对于那些没有任何临床症状的人员，如果属于胃癌、肠癌的高危人群，则需要定期实施体检。胃癌的高危人群包括：来自胃癌的高发地区；幽门螺杆菌感染的人；曾经患有胃的癌前疾病，例如慢性萎缩性胃炎，胃息肉，曾经做过胃的手术，肥厚性胃炎等；有一级亲属罹患胃癌；存在一些不健康的生活饮食习惯，如长期高盐饮食，长期吃腌制食品，吸烟，重度饮酒的人群。肠癌的高危人群包括：有大肠癌家族史人群，大肠癌、大肠腺瘤或息肉术后人群，有结肠炎疾病人群，曾有妇科恶性肿瘤并接受过盆腔放疗者，胆囊切除术后 10 年以上者，超重、肥胖者；经常食用高热量、高蛋白、高脂肪、低纤维素的食物，经常食用腌制食物和烟熏鱼肉者；长期在含有大量烟尘、石棉和镍环境工作者；久坐不动人群，反复减肥人群，乱用营养品、保健品者；作息紊乱，时常熬夜，爱吃夜餐人群；长期吸烟、酗酒等不良生活及饮食习惯者。

最后一句话，无论你是否有以上的临床表现，只要你的年龄是 45 岁以上，建议你最好还是做一个高质量的胃镜和（或）肠镜检查。

18. "占位性病变"中的占位到底是谁

在实施 X 线、超声、CT、核磁共振等医学影像学检查的时候，其影像学报告单中时常可以见到"占位性病变"这个词汇。很多人一见到"占位性病变"，就会感觉大事不妙，或者是觉得丈二和尚摸不着头脑，不知道这"占位性病变"中的占位到底是个什么东西。

说起"占位性病变"，其主要特指出现在影像学检查结果中，在某些部位上不应该出现的，多出来的东西，而这些多出来的东西占据了原来正常的组织、器官的部位，使得这些正常的组织受到压迫或者产生了移位。一般来说，占位性病变多数指的是肿瘤，这样的肿瘤可以是恶性的，也可以是良性的，也可以是其他的一些疾病，比如炎症、寄生虫病等，这里所说的占位却不特指具体的疾病病因。在有了这样的一个结果之后，接下来需要做的工作就是实施具有针对性的详细检查，最为常见的就是再采用其他不同方式的影像学检查技术、方法继续检查，或者实施病变部位的病灶活检。这样的目的就是为了进一步地获取最为真实的诊断结果，毕竟病理学诊断才是临床上明确占位性病变是何种疾病，是良性肿瘤还是恶性肿瘤的最终确诊金标准。

说到这里，可以初步明确占位性病变并不等同于临床诊断了恶性肿瘤。在临床的实际工作中，临床医生待见到"占位性病变"的诊断的时候，会很好地结合患者的病史，具体的临床症状，结合"占位性病变"出现的位置，通过相关知识的运用可以初步或者极其接近于实际的较为明确的诊断。占位性病变根据其疾病性质的不同，可以分为恶性占位性病变和良性占位性病变。恶性占位性病变主要包括各种恶性肿瘤，如各种"癌"或者"肉瘤"等，其中又以癌最为常见。对于良性占位性病变而言，可以分为囊性占位和实质性占位两种类型，囊性占位性病变主要包括囊肿、脓肿等，其中囊肿较常见；实质性占位主要包括血管瘤、腺瘤、局灶性结节性增生、局灶性脂肪肝、炎性假瘤、瘤样增生等，其中以血管瘤最为常见。应该说，这些良性病变都有着较为突出、特异、相对比较明显的临床特征、影像学表现。待临床上发现占位性病变后，可以较为容易地判断出其可能的性质，同时也为后续的治疗提供了具体的依据，尤其是对确定定位、大小、数目与周围组织关系等具有积极的作用，也是未来实施手术治疗的主要依据。

这样说来，当我们看到占位性病变的时候，首先需要冷静、再冷静。想着它就是一个描述罢了，哪里都是恶性肿瘤，也许就有可能是炎症或者其他病变被我们碰到了。接下来就是尽快实施其他影像学检查、诊断技术来明确诊断。良性肿瘤可以手术切除甚至根本就不用搭理它，如果是恶性肿瘤那就要仔细地好好应对它，最大化地减少转移和扩散危险。最为关键的是，最后将占位确定为具体结果的，还是要依赖病理医生的诊断。

19. 前列腺癌真的是从血液里被"筛"出来的

如果说在乳腺癌的发病人群中男性朋友们还"贡献"了约1%的人群，那么对于前列腺癌而言，这可是实实在在地发生在男性朋友里专有的事件，而且近年来其发病率、死亡率在全球范围内逐年递增。在我国，超过2/3的患者在初诊的时候已经属于中晚期或局部晚期，错过了最佳的治疗机会。当你询问那些患者的时候，他们会异口同声地说："我这可是一点症状都没有出现。""我不久前才做完超声，说没有事啊！"

其实，他们说得一点也没有错，前列腺癌早期的临床症状是相当隐匿的，极其容易被忽视。再则，早期患者实施前列腺超声检查也很难查出恶性肿瘤，这个倒不是超声科医生的水平问题，主要还是超声对于前列腺癌的诊断具有一定的"盲区"。如此说来，貌似是我们选择的方法上出了问题。这也是我今天要提醒大家再次关注前列腺癌早期筛查手段的主要原因，要想守护男性的"生命腺"，我们推荐的最佳检查手段是要从你的血液里"筛"出前列腺癌这个坏家伙。

说起前列腺这个男性特有的器官，别看只有栗子般大小，却对男性的泌尿和生殖功能起着重大的作用。当前列腺发生癌变以后，国内外的治疗效果却大不相同，由于我国前列腺癌被发现的时候多数处于中晚期，其 5 年生存率约为 66.4%。而欧美发达国家中约 81% 的前列腺癌患者发现时都处于早期，5 年生存率几乎接近 100%。这样"一早一晚""一高一低"的比较是不是有些扎心了呢？

所谓早期前列腺癌一般无症状，随着肿瘤发展，可以出现排尿困难、尿频、尿急、尿痛、尿不尽、尿潴留等症状，待我说完这些表现，你是不是觉得有些似曾相识。的确，这些症状与前列腺增生的症状极其相似，这也是容易被误诊或者漏诊的主要原因。也正是因为如此，依赖症状发现前列腺癌看来是不靠谱的事。接下来我们需要探求的就是进行前列腺癌筛查的方法。研究发现，筛查是早期发现前列腺癌唯一有效的手段。主要的筛查手段有 2 个：第一就是直肠指检，是指由医生将手指伸进患者的肛门，感受前列腺的大小、质地，有无结节等；第二就是前列腺特异性抗原（PSA）的化验检查。相对来说，PSA 筛查只需抽血检查，应该更加方便，无痛苦感，受检查者水平差异的干扰也小。也是目前推荐筛查的主要手段之一。

目前，建议前列腺癌高危人群，每年进行 1 次 PSA 筛查。高危人群和筛查的标准包括：年龄大于 50 岁的男性，应每年做 1 次 PSA 筛查；对于具有前列腺癌家族遗传史的男性，则应从 45 岁起每年坚持做 PSA 筛查。

如此说来，前列腺癌真的是从血液里被"筛"出来的。

20. 影像报告中的"结合临床"是一个什么情况

大家是不是都有这样一个经历，那就是去医院进行影像学检查以后，会看见检查报告单上有"请结合临床"的字样。这个时候，你是不是也会有些懵圈，无法理解呢？

"这是什么意思？"

"和临床怎么结合？"

"拍片就是看见什么说什么嘛，怎么还要和临床结合？"

其实，大家有这样的想法一点也没有错，在人们的印象里，影像学检查就是做 X 线、CT 或者核磁共振的检查，医生们看到什么就报告什么好了，如此说来，你真的是把医学影像专业当成照相馆了。其实，影像医学远比你想象的复杂得多，影像学专业医生出具一个专业报告的实际情况并不是这样的简单。

影像学的检查需要通过具体的影像学表现，再结合患者的临床发病情况，如病史、症状、体征，甚至是其他检查的初步结果再进行综合的判定，为临床查找疾病而提供依据和发现一些蛛丝马迹，这也是影像学发现疾病的检查手段之一。在影像检查中存在很多"同病异影"及"同影异病"的情况，这些问题的出现，都会直接影响到影像诊断的准确性。特别是当影像诊断证据不足，不能确定时，需要结合患者、临床医生提供更多的诊断资料和临床资料为患者的疾病诊断提供方向和依据。

在临床上，诊断结果中出现"结合临床"这句话的原因有很多，也包括各个方面，如临床医生提交的申请单上病史信息不够完整，或者干脆就是缺失，这样还真的是把影像科当成照相馆了，自然也就影响了诊断的准确性。患者具体的查体、检验、主诉甚至是其他检查介绍得不够详细，这样一些临界的、模糊的、模棱两可的影像会带来诊断困难。影像学检查以征象为主，并非疾病诊断的金标准，单纯的影像学检查不能确定最终的诊断。对于部分涉及肿瘤、恶性肿瘤的诊断时，必要的提示诊断及可能的鉴别诊断也是具有实际意义的。对于部分异常影像征象，尚需要提供更多的临床资料补充，甚至是临近其他部位影像检查或者检验资料的协助，这也是需要结合临床的主要原因之一。比如，一个颈部淋巴结增大，相关的引发因素那就多了去了，增生、炎症、肿瘤都可以；而涉及的组织、器官也可以是从头皮到脚后跟，如果你仅仅给影像科医生一个单纯的淋巴结影像，这样就让人家给你一个诊断，我倒是想说，他给你的诊断你敢相信吗？再比如，在实施一个腹部 CT 检查中，如果发现某一肠管管壁增粗，部分肠壁增厚，这个时候如果没有其他的临床症状、体征的介绍，谁能不通过"结合临床"来实施诊断呢？必要的肠镜检查、病理学活检、肿瘤标志物化验是一定会实施的，此时，估计没有人会再质疑检查是没有必要"结合临床"了吧！肠道新生物、肿瘤、炎症还是什么都会在这样的"结合临床"中迎刃而解。至于在临床上常见的发育异常，或者既往有过微创手术，其影像学表现极其不明显，却是只需要一句问诊就可以搞定的事情，这个时候你还会觉得"结合临床"不需要吗？

说到这里，估计还会有人认为"请结合临床"是一句空话、废话、摆设，更有小肚鸡肠之人会认为这是诊断医师自我保护的盾牌。其实，你如果真的有这样的想法，影像科的医生们也真是"伤心太平洋"了。其实影像科医生也是希望患者、临床医生给予他们更多的临床资料细节，根据这些胶片、图像以外的线索，给患者做出综合分析，明确诊断，也是一个去伪存真，逐渐接近真相的过程。如此说来，结合临床也是一个疾病诊断的临床思维过程。

如此说来，影像学上结合临床的意思其实很简单，那就是具体问题具体分析罢了。用一句最为时髦的话说，那就是：最终解释权归临床医生，您自己不要想得太多。

21. 如何与肿瘤科医生沟通、交流病史

与肿瘤科医生沟通、交流病史是每一位肿瘤患者都要经历的过程，由于肿瘤疾病诊疗手段多样性、综合性的特点，再加上患者在诊疗知识上的不对等，医患在交流的过程中不免会有一些困难和障碍，这样也会直接影响到医生对患者状态的评估和决策。说到肿瘤临床的问诊，与其他专业的问诊有相同之处，那就是医师通过对患者或相关人员的系统询问而获取病史资料，再经过综合分析而做出临床判断。完整性、准确性是其主要的要求，医患在交流的过程中，对于病史的询问有着具体的要求，而患者的配合则具有锦上添花的作用。

问诊的过程可以使医生知晓患者疾病的发生、发展、诊治经过，通过分析既往健康状况、肿瘤易患因素、肿瘤的家族性因素和曾患疾病的情况，对肿瘤诊断、治疗方案的制定具有极其重要的意义。在医生的问诊过程中，患者如果有先前就诊、检查内容，如影像学检查结果、出院小结、病理学检查报告单等最好能提前出示给医生，这样的记录内容应该是最为准确和确实的，也最大限度地缓解了医患之间沟通困难的问题。医生也可以有针对性地询问一些记录上没有、他所需要的材料。对于那些没有诊疗过的新患者，医患交流与沟通规则是要跟随医生的询问节奏进行，作为患者认真回复医生的问题，如实表述自己的病情内容即可，这其中如果患者对于肿瘤疾病知情，最好可以直接告知医生，如此可以避免很多交流中的障碍，使得交流更加顺利、真实。交流期间，言语

以直接描述为主，尽可能减少使用评价、比较、自己认为性的语言。由于肿瘤疾病的治疗存在着多种手段的综合治疗、干预，时间冗长，诊疗过程复杂、多变，患者也可以提前提纲性地准备一个框架内容提示自己，也有利于医生的问诊过程。一些涉及医疗保护的内容，最好由家属及时给予补充和说明，防止误导问诊过程和内容。

非评述性的叙述性语言是医患沟通的最佳模式。由于肿瘤性疾病综合性诊疗的特殊性，任何一种肿瘤均不可能在同一个医院、单一个专业的病房内进行治疗，这样就存在着每一个患者在多个医院、多个病区间治疗的情况。如此，患者应尽可能不评价非诊疗以外的问题，尤其是对医生、护士、诊疗工作的评价，更不能采用他人经验、网络搜索的诊疗技术与医护进行交流，提出实施、比较的要求。减少不必要的纠纷和麻烦，保证医患之间的信任和认可。对于自身的困难、想法和要求，也主张患者直接了当地向医护人员提出，在目前的医疗环境中，相信只要是符合诊疗要求的，医院都会给予最大的协助和帮忙。

22. "血流信号丰富"给了我们哪些信息提示

相信很多人都会有这样的一个经历，那就是去医院做超声检查的时候，看见在彩超报告中会有"血流信号丰富"的字样。那么这个血流信号到底是一个什么概念，它会给予我们什么样的信息提示呢？

说起血流信号，其实是提示血流丰富程度的，在超声检查中血流丰富程度由少到多的分级标准，一般是分为4个级别的：

0级：肿块内没有见到血流信号；

1级：少量血流，肿块内可以见到1~2个点状的血流信号；

2级：中量血流，肿块内见3~4个点状血流信号或可以见到1条管壁清晰的血管；

3级：丰富血流，肿块内见4个以上点状血流或2条管壁清晰的血管。

这样说来，血流信号越是丰富，那么就提示病灶的血液供应就越多。对于肿瘤来说，肿瘤的生长，需要肿瘤血管为其提供生长的营养物质和代谢所需要的成分，这样才可以满足肿瘤生长的需要，恶性肿块的血液供应增多自然就会显示出血流的丰富，在超声的级别显示上，自然也就以2~3级血流为多见。良性肿瘤血供量没有恶性肿瘤那么多，自然就以0~1级血流为多见。统计表明，在恶性肿瘤中2~3级血流情况约占86.96%，而良性肿瘤中0~1级血流约占 91.3% 。

但是，正如血流信号丰富的百分比例显示的那样，血流信号丰富也不都是恶性肿瘤，还可能是一些其他情况：比如，一些局部的细菌感染或者病毒感染，局灶区域也可能会出现血流信号丰富的表现。再则就是一些器官功能亢进的情况，最为典型的就是甲状腺功能亢进的患者，其甲状腺会出现血流信号丰富的表现。更有甚者，一些良性肿瘤，尤其是神经内分泌，或者和血管相关的一些肿瘤，往往也会导致血供丰富。所以不能仅仅依赖血供丰富就说是恶性肿瘤，所以说，临床上还真的是不能以血流的丰富情况一概而论，再进行一些其他检查也是必要的。此外，对于一些体积较小的肿瘤，即使是恶性的，也会因为它的生物学行为而不出现丰富的血流，或者是新生血管相对较小，管径较细，或者是检查仪器设备的灵敏度等原因而出现偏差。这个时候的判断可就要谨慎再谨慎了。

我们不得不说肿瘤也是十分狡猾的。

第三章

肿瘤的治疗

1. "打黑除恶"优势明显：还说免疫治疗

近几年来，抗肿瘤免疫治疗可以算得上是肿瘤界"打黑除恶"的明星。很多传统治疗棘手的肿瘤，如恶性黑色素瘤在治疗中已经取得了突破性的进展。恶性淋巴瘤（经典型霍奇金淋巴瘤）的应用有效率可以达到近 90%。

利用免疫检查点抑制剂进行抗肿瘤治疗，是近年来肿瘤治疗领域的新方法。免疫治疗就是通过去除机体免疫系统的免疫抑制，解除肿瘤细胞的免疫逃逸功能，再激活人体的免疫细胞，从而达到杀伤肿瘤细胞的目的。这样的治疗就具有很多的优势：

这样的药物使用，可以很精确地对机体免疫系统进行精准调控，或者说就是做到了只杀伤肿瘤细胞，而不损害正常细胞。

此外，在治疗过程中，免疫系统可以不断地对机体免疫水平、免疫状态进行调整、转化和动态适应，这样就可以很好地应对部分肿瘤细胞可能产生的逃逸现象，这就有点像精确制导武器不断调整自身的状态，不断打击想逃跑的目标，整个就是一个人体内免疫版本的"现代高科技战争"的再现。

免疫治疗系统还具有一定的"记忆"功能，它可以使得在机体逐步恢复健康的免疫细胞，恢复肿瘤细胞的识别功能，只要有一点风吹草动，复发或者转移的肿瘤细胞都逃不出免疫监控的法眼，随时随地消除肿瘤细胞。

2. 不要看出身，要看数据和疗效：国产免疫药物同样是"网红"

几年前的一个小品中有这样的一句台词："不要看广告，要看疗效。"

这句话如果用在今天，刚好是解决了最近很多患者在选择免疫制剂时候的纠结心态。在实施包括免疫制剂治疗的时候，是选择国产药物还是进口药物，一直以来是很多人的纠结之处。其实，在我看来，处理此事也是比较简单的，我也会引申一下那句台词："不要看出身，要看数据和疗效。"

我们大家都知道，目前免疫制剂在临床上批准使用的品种已经超过 8 种，面对这些治疗药物，我们在选择上不免就会产生选择困难，其实，这原本也算是很正常的。众所周知，一系列的进口免疫制剂，PD-1 或者 PD-L1 都有着其一系列的临床研究数据支持，包括 KEYNOTE 系列临床研究、Checkmate 系列临床研究等。应该说，这些研究的适宜人群、研究方法、评价体系、疗效评价以及毒副反应的描述等内容，都是比较详细的。这些数据的提供也是药品之所以能够上市成为临床治疗用药的必需条件。而作为国产用药的 PD－1 系列产品，它们与国外产品的临床研究相关数据也是同样完整的，研究的适宜人群、研究方法、评价体系、疗效评价以及毒副反应等数据也是完备的。在这一系列的相关研究中，其治疗的疗效、不良反应等数据绝对称得起是"免疫届的后起之秀"，其实力也是不容小觑的。尤其是我们的国产药物 ORIENT－1 的研究，其临床数据堪称完美，其研究成果也是在世界顶尖级医学期刊《Lancet》的子刊《Lancet Haematology》上成了封面文章，用我们今天的话说，那就是医药界的绝对"网红"。如此的结果也充分地证明了：我们国产的免疫治疗药物的治疗疗效是过硬的，也是受到了国际学术界的高度认可。

此外，在很多国产免疫制剂的临床研究中，其临床研究的适应人群的选择刚好是以我们中国人为主，选择的病种也是以我们中国人群中具有本土特点的高发肿瘤疾病，如肝癌、非鳞非小细胞肺癌、食管癌、胃癌等。如在 NCT02989922 的研究中，就是以中国本土的原发性肝癌患者为肝癌的研究对象，其中尤其关注了合并有乙型肝炎后肝硬化的肝癌患者，这样的人群观察极其符合我国的原发性肝癌的人群组成。在这样的研究中得出了优异的结果，并且被大型国际会议中心和顶尖级杂志认可，这就更加验证了"把中国人自己制造的好药应用在中国人的身上，发出中国好声音"的硬道理。

在临床治疗用药的过程中，我们还要兼顾治疗药物的用药经济、实惠、可及等问题。目前在临床上使用的那些国产 PD－1 免疫制剂，其价格更加地便宜，约为同类进口药物的 1/10。随着 2021 年部分药物又进入了国家医疗保险报销目录，其药品的价格更是低到进口药物的 5%。这也是给中国老百姓带来最大实惠的硬性指标。

如此说来，在疗效无差异，数据最真实，价格最低廉的情况下，最终您会选择什么药物呢？还是您说了算！

3. 都是科学惹的"祸"：肿瘤科医生无法判断你的生存期

在我们的临床工作中，我们被问到频率最高的一句话就是："医生，我还能活多久？"面对着这样的问题，作为肿瘤科的医生，我们难以回答。或者说，在科技发展日新月异的今天，我们无法预测一个患者的生命到底会有多长，即使是所谓的晚期患者，只要活着，就可能会在第二天的清晨迎来一个全新的药物或者是一个新的治疗方法，这些均可能改变您的人生。

为什么说目前的肿瘤科医生无法判断患者能活多久呢？说起来，这还真的是科学技术发展惹的祸。在如今的肿瘤疾病诊疗过程中，用"与时俱进"来形容科学技术对诊疗的影响是一点也不为过的。众所周知，在过去我们评估一位肿瘤患者能活多长时间，其生存期的长短是由多种因素所决定的。其中，最重要的因素包括肿瘤的分期、肿瘤的组织学分级、肿瘤的分化程度等。肿瘤的分期越晚、组织学分级越差、细胞分化程度越低，则患者的生存期就越短，与之同时，我们还要考虑患者是否合并有其他疾病。在以往的年代里，肿瘤的治疗就是手术、放疗、化疗"三板斧"模式，而且治疗的药物也是极其匮乏，我们当年治疗肿瘤真的有"小米加步枪"的感觉。很多患者几乎得不到所谓的治疗，生存时间也就是相当于肿瘤疾病的自然病程。

然而，随着科学技术的发展，恶性肿瘤的治疗已经发生了翻天覆地的变化：循证医学诊疗模式的转变，指南指导下的国际性和规范化诊疗方式，新的治疗理念、药物、设备和诊断技术也是越来越多。如此武装的肿瘤科医生已经彻底改变了"小米加步枪"的治疗模式。

但就肺癌诊疗来说，目前使用的低剂量螺旋 CT 检查，可以筛查出越来越多的早期肺癌，而早期肺癌患者经过手术治疗以后可以达到完全治愈的效果，这就相当于坏人还在活动心眼的时候就制止了他进一步为恶的念头，这也是提高肿瘤患者整体生存时间的最佳手段。即便是疾病发展到了中晚期，经过临床病理学专家越来越精细化、精准化，有的放矢的基因检查，结合手术、化疗、放射治疗、靶向药物治疗、免疫治疗、介入治疗等多种治疗手段的实施，再结合肿瘤的多学科会诊，可以想象，目前的肿瘤治疗已经达到了一个全新的水平和状态。临床医生更加有信心地朝着临床治愈的目标去努力，对于部分治疗效果欠佳的患者，也会为其争取更大程度的长期荷瘤存在，为后续可能的治疗机会创造条件。目前，肺癌患者的生存时间已经明显地被延长，尤其是那些不能手术切除的患者，已经从 20 个世纪末的几个月时间延长到 1 年以上，经历靶向治疗有效的患者甚至可以达到 2~3 年。部分 EGFR19 号外显子突变的患者及部分 ALK 突变的患者，在靶向药物的治疗下获得的生存时间已经超过 5 年。

从这里可以看出，恶性肿瘤不再是大家眼中的洪水猛兽，我们目前已经有了很多管控它的方法，并且已经取得了很显著的效果。相信在不久的未来，对恶性肿瘤也会像对高血压、糖尿病一样实施慢性病的管理和调控。

4．规范、微创，是新时代外科手术治疗的标志

在恶性肿瘤的治疗手段中，手术、放疗、化疗历来被称为恶性肿瘤治疗的"三板斧"。近些年来，虽然靶向药物治疗、免疫治疗、介入消融治疗等手段也获得了长足的进步，并且逐渐成为恶性肿瘤治疗的主要手段，但是，外科手术治疗在恶性肿瘤治疗中"龙头""老大"和"经典"的地位并未受到任何撼动，可以说，外科手术治疗依旧是目前恶性肿瘤治疗中唯一可使得恶性肿瘤获得根治的手段。随着科学技术的发展，外科手术器械、设备、技术上的进步也是突飞猛进的，如果用"与时俱进"来形容也是毫不为过的。

在临床工作中，我们时常被患者及其患者家属询问：肺癌手术切除治疗的时候，是采用胸腔镜模式好，还是开胸手术治疗模式比较适合；肿瘤通过腔镜的技术模式是否可以完整地被切除，肿瘤周围的淋巴结是否可以清扫干净，这些都成为他们疑惑的问题，也是他们纠结如何进行选择的主要内容。

面对着患者及其家属这样的提问，我首先要告诉他们的是，目前外科手术治疗的理念已经发生了很大的变化，外科手术治疗已经不再是过去的"大刀阔斧""大面积扫荡治疗"的模式了。规范、微创成了目前外科手术治疗的时代标志。其次，在目前包括肺癌手术治疗在内的腔镜治疗中，胸腔镜、腹腔镜、宫腔镜已经能够完成几乎所有的手术操作，几乎所有的手术模式都可以应用腔镜技术实施微创治疗。或者说，各种的腔镜技术方式、手术模式已经完全可以替代以往的开胸、开腹的手术治疗模式。

目前实施的各种腔镜手术模式具有很多的治疗优势，包括：手术的切口小，手术给患者带来的创伤可以达到最小化、微创化，患者在手术过程中的出血量极少，术后摆放各种引流管的时间也明显缩短，患者的住院时间也就相应地缩短了很多。更为关键的是，由于各种腔镜技术的使用，使得手术操作所带来的各种手术并发症的发生概率大幅度地下降，这些与传统的开胸、开腹手术相比，都是一个巨大的进步，具有无法替代的优越性。但是，传统的开胸、开腹手术也有治疗价格相对便宜的优势，这对于经济拮据的部分患者来说，是一个很现实的问题。因此，对于我们的患者来说，如果经济条件允许，并且在两种手术模式都可以施行的情况下，从医生的角度出发，还是建议采用腔镜手术治疗的方法。

外科手术的切口越来越小，肿瘤的切除范围也越来越精确，肿瘤的切除模

式也越来越规范化。有的时候我们感慨道，规范和微创成了目前外科手术治疗的主要方向。

5. 这绝不是耸人听闻：四成肿瘤患者死于营养不良

你知道吗？肿瘤患者通常不是死于肿瘤疾病本身，而是营养不良！这个结果虽然令人惊讶，但还是大大地提醒了肿瘤患者在诊疗过程中营养的重要性。

曾有一位肿瘤学专家说过："肿瘤患者的1/3是'吓死'的，1/3是'饿死'的，剩下的1/3才是疾病太严重而病死的。"这句话点出了目前肿瘤治疗中的现实：很多肿瘤患者都有吃得不好的问题，如缺乏食欲、厌食、日益消瘦、营养不良等表现。肿瘤患者营养不良的发生率极高，据调查，约有67%的肿瘤患者存在中、重度的营养不良。发生营养不良的主要原因有：

（1）肿瘤对患者进食的削弱作用：如食管癌、胃癌、肠癌等消化道肿瘤容易导致消化、吸收功能不良，腹胀甚至是梗阻的发生；咽喉部和食管肿瘤可引起吞咽困难、吞咽疼痛等情况的发生，这些均可以导致患者食物摄入量减少，功能受到限制。

（2）肿瘤的快速增长消耗了人体大量的营养：一般来说，较之于正常细胞来说，肿瘤细胞的生长速度很快，是正常细胞的40倍左右，肿瘤细胞快速的生长需要人体宿主为之提供大量的营养物质，依赖于机体的能量供应，肿瘤细胞消耗的能量远比正常组织多。同样道理，肿瘤患者的能量需求也比正常人多，这样的供给关系也是导致肿瘤患者营养不良的重要原因。

（3）肿瘤因素导致的机体代谢异常：因为肿瘤存在的原因，患者的能量、碳水化合物、蛋白质、脂肪的代谢均会在很大程度上发生改变，这样的改变还会直接导致机体的营养与代谢发生改变，直接导致机体产能减少、代谢增加，营养缺失增大。

（4）机体产生食欲减退、厌食：食欲减退、厌食是肿瘤患者的常见症状，也是引起肿瘤患者营养不良的主要因素之一，是肿瘤患者食物摄取中枢和相关的外周信号通路紊乱所致。因为在肿瘤的生长过程中，肿瘤组织的代谢产物作用于下丘脑饮食中枢，使之发生厌食、疼痛、发热等症状；另外肿瘤的生长增加了血浆色氨酸浓度，大脑中色氨酸浓度也随之增加，而大脑中色氨酸浓度的增加可引起下丘脑腹内侧核5-羟色胺能神经元活性增强，促进厌食的发生；还有就是肿瘤患者常伴有味觉和嗅觉的改变，也会影响食欲和饮食习惯。肿瘤细胞分泌一些细胞生物因子，会过度活化我们的饱食中枢，加强分解代谢，减弱食欲，从而使患者长期处于厌食或食欲减退状态。同时这些生物因子在肌肉组织中，可以导致肌肉消耗增加，从而引起营养不良。

（5）抗肿瘤治疗的影响：目前临床上所采用的各种抗肿瘤治疗措施，如手术、化疗和放疗虽然都是有效的抗肿瘤治疗方法，但这些治疗手段犹如大规模杀伤性武器，在杀灭肿瘤细胞的同时，难免也会对人体健康细胞产生一定程度的影响和损伤，如放、化疗引起的毒副反应，咽喉疼痛、口干、味觉异常、恶心、呕吐、厌食、腹泻、便秘、疼痛、乏力等症状。当然，并不是每名患者都会出现上述全部症状，但是，诊疗中一旦出现了毒副反应，就可能影响患者的正常进食和消化、吸收，造成营养不良。

据临床调查发现，约有40%的肿瘤患者死于营养不良，营养不良是恶性肿瘤患者的主要死因之一，其危害性一点也不差于恶性肿瘤对患者的影响。早在70多年前，就有临床研究发现，营养不良对于恶性肿瘤患者的治疗和转归有着重要影响。营养不良严重影响患者的治疗反应、生存时间及生活质量。肿瘤患者发生营养不良的危害性主要包括以下几个方面：

（1）患者生活质量下降、预后差：体重下降、营养不良的患者因较差的健康状态和体力状态，社会活动减少而影响患者的生活质量。研究显示，营养不良患者的生存时间、化疗效果都要低于体重稳定、营养良好的患者。

（2）肿瘤治疗效果差、并发症增多：与营养良好的患者相比，营养不良的肿瘤患者手术后恢复时间较慢，更容易发生感染，放疗、化疗的治疗效果更差，而且更容易发生放化疗相关性并发症，相关毒副作用，如手足综合征、口疮等的发生也更加频繁、严重。

（3）医疗费用增加：营养不良可以导致治疗时间延长、住院时间增加，再次入院的可能性增加，导致医疗费用增加，加重了患者的经济负担。

6. 改变我们的观念错误：肿瘤患者的营养治疗都有哪些

抗肿瘤治疗是一把双刃剑，既可以对肿瘤具有治疗的作用，与之同时，抗肿瘤治疗和肿瘤一样对患者的进食和身体能量代谢的影响也很大，会降低患者的营养水平。因此，采取适当的营养治疗对于肿瘤患者来说很重要。

但不是所有的肿瘤患者都需要营养治疗，只有具有营养风险、营养不良的患者才需要营养治疗。对于肿瘤患者是否具有营养风险、营养不良，临床上，医护人员一般使用"营养风险筛查"和"营养评估"的方法来加以甄别。通过营养风险筛查，筛选已发生营养不良或者存在营养风险的患者，尤其是发现存在营养风险但尚未出现营养不良的患者，对筛选出的患者进行营养评估，以确定是否需要进行营养支持治疗。目前常用的营养筛查和评估工具有 NRS2002、PG - SGA 等。

利用这些工具，医护人员可以将采集到的各项临床指标和检验数据，包括：患者的身高、体重、体重变化、原发病诊断、疾病分期和存在的并发症，并结合血象、生化、电解质等各项数据，对患者的营养风险进行相对客观、定量的评价。高风险患者需进行营养评估，营养评估是由营养师综合患者病史、详细的饮食史、体格检查及实验室检查结果等，对患者的营养代谢、机体机能等方面进行全面的评估。通过筛选及评估，发现已经有营养不良和发生营养不良风险的患者，以便于制定营养、代谢、药物和膳食的一整套综合治疗方案。

尽管目前医学研究尚未发现营养治疗可延长患者的生存时间，但大量研究表明，合理的营养治疗可使患者保持体力，维持体重，使得患者感觉舒适，提高抗肿瘤治疗的耐受性，同时还能减少治疗相关性并发症和毒副反应的发生，减少感染的发生。

肿瘤患者由于一些原因，导致进食量下降，不能维持正常营养需求及健康体重时，必须接受专业的营养治疗。规范的营养治疗应遵循"营养五阶梯"治疗原则：

（1）饮食＋营养教育：如果患者存在营养风险，但营养状态相对正常，应该咨询营养师接受营养教育。营养师制定针对性、个体化的营养教育计划，给予患者及其家属饮食指导和饮食调整建议，如调整饮食结构、增加饮食频次、优化食物加工制作、改善就餐环境等。

（2）饮食＋口服营养补充：如果患者出现体重下降或摄入食物不能满足正常能量和营养需求的60%，持续 3~5 天，此时应该在保持饮食的同时，选择口服营养制剂补充营养。口服营养制剂是营养充足的营养混合物，通常推荐给可自主进食者应用。

（3）全肠内营养支持：当患者因为疾病原因而出现吞咽困难，或者出现完全不能饮食的情况，如食管癌完全梗阻、吞咽障碍、严重胃瘫等，此时可以选择肠内营养制剂完全替代三餐。临床上可以采用通过放置鼻胃管、鼻肠管、胃造瘘、空肠造瘘等来辅助摄食，在食管完全梗阻的情况下，优先选择胃造瘘、空肠造瘘。

（4）部分肠内营养＋部分肠外营养支持：如果患者因为厌食、早饱、肿瘤相关性胃肠病、治疗不良反应等，会出现不想吃、吃不下、吃不多、消化不了等现象，此时可以使用部分肠外营养加部分肠内营养进行营养支持治疗。

（5）全肠外营养支持：如果患者出现胃肠道功能完全丧失、完全肠梗阻、腹膜炎、顽固性呕吐、严重腹泻、高流量肠瘘、短肠综合征、严重吸收不良、急性胰腺炎等，此时应该选择全肠外营养支持进行营养治疗。由于长期使用肠外营养容易发生并发症，在胃肠道功能逐渐恢复或者其他阻碍胃肠道消化吸收的症状转好的情况下，应逐渐过渡至肠内营养支持治疗。

总之，营养不良治疗的5个阶梯、营养干预的5种形式，既相互连续，又相对独立。不同阶梯常常同时使用，相互补充，对不同患者应该视具体情况，进行个体化的营养治疗。

7. 多学科诊疗 MDT，他的肿瘤"消失"了

62岁的刘叔，今年6月突然出现咽喉痛，疼痛是持续性的，左侧更明显，要命的是吞咽的时候疼痛会加剧，有时说话多了，声音还会出现嘶哑，用了抗生素治疗未见好转迹象，反而左侧颈部出现了一个肿块，并不断增大。这时刘叔来到了我们医院找医生看诊，耳鼻喉科黄主任接诊了他，从刘叔的口中，黄主任知悉刘叔的祖母曾因"喉癌"去世。

刘叔在罗湖医院办理了入院手续。经过查体、化验、头颈部 MR、喉镜、颈部肿物穿刺活检、PET－CT 等检查，确诊了局部晚期的喉咽癌并颈部淋巴结转移。

我们医院的头颈肿瘤诊疗团队立即组织了肿瘤内科、放疗科、耳鼻喉科、放射科、病理科等多学科参与的多学科会诊（MDT），为刘叔提供了4个可以选择的治疗方案。

（1）全喉切除＋颈部淋巴结清扫＋术后补充放疗和化疗：这是目前最好的治疗方法，但是手术难度也较大，因甲状软骨、环杓关节被破坏，难以保喉。术后根据切缘的病理情况再考虑实施放化疗。

（2）颈部淋巴结清扫＋同期放化疗：若效果不佳再行手术治疗。

（3）诱导化疗、序贯同步放化疗：若患者不愿意接受手术治疗可选择此种治疗方法，但不如手术效果好，若效果不好再行手术，可能失去手术治疗最佳时机。

（4）新辅助化疗＋手术治疗：意在通过化疗缩小肿瘤，减少手术切除范围，争取保喉。

通过和刘叔沟通，告知他病情以及各治疗方案的可能风险与获益，最终刘叔选择先行化疗，根据化疗后效果评价情况决定后续手术或同步放化疗。

于是刘叔转到肿瘤内科实施治疗，分别于 7 月 11 日、8 月 1 日做了 2 个疗程化疗，具体方案为：白蛋白结合型紫杉醇、顺铂，联合抗血管靶向药物及 PD－1 免疫检查点抑制剂卡瑞利珠单抗（艾瑞卡）。

治疗很快就有了效果，第一次化疗期间，刘叔就数次咳出豆渣样物质，经病理检查为坏死肿瘤组织，化疗前刘叔的咽部肿瘤大小为 32 毫米 ×23 毫米 ×44 毫米，经过 2 个疗程治疗病灶已经消失了。刘叔在化疗结束后前往北京，9 月 2 日，在北京同仁医院进行了喉镜支撑下的下咽多点活检，病理未见肿瘤细胞，考虑 pCR（病理完全缓解）。于是，刘叔被告知已经不用手术了，病灶已经消失了。

听到这个消息，刘叔喜不自禁。在整个治疗过程中，有好多事情是他没有想到的。第一，原本以为极其困难的局部晚期病情，没有想到却获得如此好的治疗效果。第二，原本以为喉咽癌只是耳鼻喉科的事，没想到关系到如此多的学科、专业的工作内容。第三，原以为来医院看病是找一个医生看病的过程，到了我们医院却变成了一个医生团队在为他诊治，这个多学科的诊疗团队（MDT）真的是齐心协力共同为患者服务。第四，患者的疾病诊治不再是医生做主、患者接受的模式，患者本人也可以参与意见，综合评价。经过这 2 个月的治疗，这些"没有想到"在罗湖医院的诊治中都体现了出来。这也使得他对罗湖医院更是心生感激，并给罗湖医院集团院长孙喜琢写了一封简短的感谢信，信中说："因为有您（孙院长）率领的团队前期及时发现和治疗，才有了今天不敢奢望的结果，回想治疗过程的这些日日夜夜，至今令人难忘！"刘叔表示，今后将会铭记罗湖医院医护人员的敬业和善良，并以他们为楷模，努力工作回馈社会。

8. 放疗以后会成为"小刺猬"吗

这几天，正在病房里接受放射治疗的张老太有些小郁闷，听临床病友说，接受放射治疗以后的患者满身都会向外"放射射线"，这就有些像"小刺猬"一样，这些射线都是在放射治疗的时候跑进身体里杀伤肿瘤细胞的，待射线完成杀伤肿瘤细胞的任务以后，这些射线还会再放射出来，这样就会对患者身边的其他人员造成影响。听了这样的说法以后，张老太再也不让自己的小孙女来看她了，以防止自己身上的射线"刺"扎到孩子身上而产生各种不良的损害。

查房的时候，待听了张老太的这些小郁闷以后，我们大家都被逗乐了。我们也问了张老太一句："您只是光想着自己的小孙女，怕她被射线给辐射了，可是您看到过我们医护人员每天和您接触的时候还做了什么防护措施了吗？"经这样一问，倒是把张老太也给问乐了。

其实，说起患者在接受放射治疗的时候，放疗线的确会对患者产生一定的影响，这些影响既有治疗的作用，也会产生一定的不良反应。但是有一点是明确的，那就是接受放疗以后，放射线并不会在患者的体内残留，更不会再反过来从身体里再照射出来，因此也就不会变成所谓的"小刺猬"，再对周围环境以及其他人员造成辐射，这样看来，即便是接触小朋友自然也完全没问题的。

但是，在肿瘤诊断与治疗的过程中，有的人会进行核素治疗或者骨扫描诊断，比如实施碘131治疗，或者实施ECT、PET-CT检查。在这些诊断、治疗过程中，由于身体内会残留有放射性核素的物质，这些人身体释放出来的放射性核素可能会对周围人员特别是小朋友、孕期妇女造成一定的辐射性损伤，因此，就需要等待一段时间，待体内辐射性的物质完全代谢以后才可以安全地接触小朋友。应该说，这样的间隔时间也是各有差异，比如在进行核素骨ECT扫描的时候，一般来说，在第一天的24小时以内，大约有90%的放射性物质即可以被身体排出，如此再经过2~3天以后，身体内的放射性物质基本上就可以排泄完毕。对于实施核素治疗的患者，则会因为采用的核素种类不同，剂量上的差异，其排泄时间也会有所不同，这里的安全时间就需要很好地听从医生的安排，至少是短时间内不要接触小朋友。

9. 肿瘤患者常见营养误区，原来"他们和人家"一直在坑你

（1）营养会"喂养肿瘤"：关于营养"喂养肿瘤"的说法，尽管听上去似乎有一定道理，但是并没有想象的那么简单。最新研究显示，对于多数肿瘤患者来说，体重稳定、体型正常或偏胖的患者比消瘦、体重偏低的患者生存期更长。还有研究发现，早期姑息营养支持联合抗肿瘤治疗可延长晚期肿瘤患者的生存期。并且目前没有证据显示营养支持会促进肿瘤细胞生长。因此，国内外的指南均建议，不应由于担心营养补充对肿瘤有影响而减少或停止营养支持。

肿瘤患者如果由于各种原因导致营养摄入不足、体重下降过快，应在主管医生及临床营养师的指导下进行规范的营养治疗，以维持或改善机体的营养状况及生活质量，提高抗肿瘤治疗的耐受性及疗效。当然，体重不是越重越好，营养也绝非越多越好。尤其是一些含糖饮料、油炸食品等高能量低营养的食物，对于已经罹患乳腺癌或结直肠癌的肥胖患者则应该适可而止。长期能量过剩导致的肥胖会增加多种慢性病，如糖尿病、高血压、心脑血管疾病及某些肿瘤的发病风险。即使是一些看似很有用的营养素，如胡萝卜素、硒、钙等，过多摄入也可能会对机体造成伤害。因此，良好的营养应该能帮助人体维持强健的肌肉、完好的骨骼、健康的皮肤和充足的血液。营养良好最重要的原则是平衡膳食和食物多样化。

（2）饿死癌细胞：一些肿瘤患者认为，营养治疗在为机体提供营养的同时，也会促进肿瘤的生长，因此自己不能吃得太营养，其目的是要饿死癌细胞。其实这种说法是没有根据的。从人群研究的结果来看，目前没有任何证据表明在肿瘤治疗期间或治疗后断食是健康的做法。国际上权威的指南指出：没有证据表明营养支持促进肿瘤生长。营养不良的状况下，正常细胞不能发挥生理功能，但肿瘤细胞还是会生长，会掠夺正常细胞的营养，结果饿死的是患者本人，而不是肿瘤细胞。而且营养不良的肿瘤患者并发症更多、生活质量更低、临床预后更差、生存时间更短，因此，如果患者存在需要营养治疗的指征，仍应采取营养治疗。

（3）盲目忌口："盲目忌口"是肿瘤患者常见的营养误区。经常有患者说鱼不能吃，因为鱼很腥，吃了肿瘤细胞会长得更快；也有患者认为海鲜、鸭肉、鸡肉是发物，是"有毒"的，吃了以后会加快肿瘤生长，因此不能吃或者拒绝吃。其实，这些食物都是富含优质蛋白质的食物，在肿瘤患者治疗期间，机体需要大量的优质蛋白质，促进细胞、组织的损伤修复。有研究发现，提高膳食中的蛋白质比例能明显提高肿瘤患者的体能及生活质量，延长生存时间。因此肿瘤患者不只是不宜盲目忌口，还应该增加蛋白质的摄入，尤其是增加优质蛋白质的摄入。

（4）迷信"补品"：由于商业宣传的夸大，患者自身营养知识的不足，加上肿瘤营养知识科普的欠缺，导致肿瘤患者获得营养学知识的途径缺乏。肿瘤患者往往迷信冬虫夏草、燕窝、人参、灵芝等贵重补品，而忽视最为实用的肠内营养制剂等。这些名贵药材多见于传统医学典籍中，广泛应用于多种疾病的治疗过程中，但它们不属于肿瘤营养治疗。实际上，几万元钱的贵重补品的营养价值不会高于几十元钱的肠内营养剂。因为这些贵重补品中缺乏大量的糖类、蛋白质、脂类等主要营养素，无法提供充足的能量供给机体，所以，日常饮食不足的肿瘤患者，应该首先选择肠内营养剂进行口服补充。

（5）病急乱投医：肿瘤患者常常到处寻医问药，寻求神医，寻求秘方，当然也包括寻求营养的指导。现在网络发达，很容易获取各种资讯，但是，这种途径获得的信息难免良莠不齐、真假难辨、莫衷一是，而且常常是道听途说、半信半疑。实际上，肿瘤患者的营养是一门科学，有严密的科学基础、有严格的操作规程。肿瘤患者应该定期到正规的医院接受营养专家的营养筛查、营养评估、饮食咨询和营养指导。养成良好的营养记录习惯，定期记录自己的体重，记录摄食量。把营养的"钥匙"掌握在自己的手中。

10. 放化疗过程中的营养小技巧

放疗和化疗是常见的肿瘤治疗方法。放疗过程中产生的放射线，会直接作用并杀死肿瘤细胞，而正常细胞虽然也会受到照射，但多数在一定时间之后都会恢复。放疗引起的副反应主要同放疗的部位、照射范围、照射剂量及照射的次数相关。由于大部分肿瘤的治疗模式为放化疗同步进行，因此在放疗的同时，化疗药物的作用也可能会增加治疗的毒性反应。放疗的2~3周后患者会容易出现急性期副反应，且会持续至放疗结束后的3~4周，甚至更久。患者如出现相关放疗副反应，可以联系医护人员获取治疗。即使同一部位接受放疗，不同患者出现的副反应也可能不相同，所以放疗患者不必过分关注其他患者出现的副反应。不同的放疗部位可引起不同的与进食相关的副反应。常见的副反应有：头颈部放疗引起的恶心、呕吐、口腔炎、口腔溃疡、吞咽困难或吞咽疼痛、味觉改变或失去、咽痛、口干；胸部放疗引起的吞咽困难、胃灼热感、乏力、食欲下降；腹部放疗引起的食欲下降、恶心、呕吐、腹胀、奶制品不耐受、腹泻、乏力、局部疼痛等。

放疗患者营养治疗有以下注意事项：

①如无特别的医嘱，一般放疗前1小时尽量吃点东西，不要空腹接受放疗。②放疗不需要处于禁食水的状态，因此，放射治疗前可以适量地饮水。③放疗期间要注意少量多餐，感觉胃口好的时候可以适当多吃几次。接受放疗的患者有时可以出现食欲下降，发生摄食量下降的情况，此时，对于这部分患者，医生可以为之提供肠内营养制剂来弥补营养的不足。④伴有糖尿病的患者，需要

适当控制血糖，对于肿瘤患者的治疗可能不完全适用上述的指导，必要时应咨询营养医生。

另外需要注意的是，放疗阶段的进食和饮水量可能会对某些放疗靶区内的器官产生影响，所以增加营养前，应先就进食量的控制问题咨询医务人员。

化疗是指使用一系列有毒性药物来杀灭肿瘤细胞，一般通过口服或静脉输注药物的方式来进行。化疗药物的毒性不仅能杀灭肿瘤细胞，也极易损害人体正常细胞，比如骨髓细胞、毛发的毛囊细胞以及消化道的口腔、食管、胃和小肠黏膜细胞等，所以化疗可以说是一把双刃剑。化疗产生的副反应与化疗药物的特性及其给药方式密切相关，一般常见的副反应包括：食纳下降、味觉嗅觉改变、乏力、口腔炎、恶心、呕吐、腹泻或便秘等。患者化疗后如果出现相关副反应，可及时向医务人员说明情况，可以通过药物、日常自我护理或相应食谱的调整等方式来降低副反应程度。化疗患者在营养治疗方面应该注意以下几点：

①化疗药物虽然具有一定的消化道不良反应，但是，依旧不提倡空腹接受化疗，治疗前应尽量吃一些东西。但如果有明显恶心、不适等临床症状而实在难以进食的话，也不必勉强，适合最为重要。②治疗期间尽可能地避免、忌食油煎、油炸的油腻食物。③随时调节和改善患者的胃肠道功能，具有见缝插针的饮食能力，治疗期间如果感觉胃口较好，可适当多吃点。④治疗期间务必增加液态饮料、菜汤、果汁等的摄入，鼓励患者多饮水，每天喝水量至少要在2000毫升以上。⑤有些化疗副反应一般在治疗几小时后就会消失，如果感觉反应持续存在或有加重的情况，请及时告知医生。⑥如果感觉有明显食欲不振、恶心呕吐、腹泻或便秘的情况，可参照本书相应章节内容的介绍，获得进一步指导。如果症状严重，请尽快告知医生。

11. 肿瘤患者治疗秘籍：改善食欲不振的饮食小技巧

肿瘤因素和抗肿瘤治疗均可以引起相似、相近的毒副反应，如疼痛、恶心、便秘等，这些会对患者的食欲产生明显的影响。食欲不振是肿瘤患者的常见症状，也是引起肿瘤患者营养不良的主要因素之一。肿瘤患者的食欲减退、食欲不振一方面是食物摄取中枢和相关的外周信号通路紊乱所致，因为在肿瘤的生长过程中，肿瘤组织的代谢产物作用于下丘脑饮食中枢，使之发生厌食、疼痛、发热等症状，导致食欲不振；另一方面，肿瘤的生长增加了血浆色氨酸浓度，而大脑中色氨酸浓度的增加可引起下丘脑腹内侧核 5-羟色胺能神经元活性增强，从而促进了厌食、食欲不振的发生；再者肿瘤细胞会分泌一些细胞因子，如 IL-1b、TNF-a、IL-6 等，这些细胞因子也会减弱食欲；有些肿瘤患者常伴有味觉和嗅觉的改变，这些改变也会影响食欲和饮食习惯；有些心理因素，如压抑、焦虑也会影响食欲；癌性疼痛也会引起食欲不振。

食欲不振是导致体重丢失和精力下降的主要因素，甚至可以出现恶病质，这些都不利于患者的康复治疗。在临床上，患者及其家属可以通过以下几个饮食小技巧改善食欲。

（1）定时定量，规律用餐：所谓定时、定量就是"只要时间到了，不管饿与不饿都要吃"，或者说"就算只吃一口也比什么都不吃要好"。切记不要等到饿了才吃，因为当发生食欲减退时，可能一整天都不会感到饥饿，因此建议患者养成定时、定量的好习惯。可以说，定时、定量是应对食欲不振的好对策。一般来说，早上起床后就先吃第一餐，然后每隔 2 小时一餐，少吃多餐，肿瘤患者不必拘泥于一日三餐。通常早上的食欲会比较好一些，此时建议可以准备多一些食物供患者选择、食用。

（2）准备零食放在随处可见的地方：患者和家属可以准备一些小饼干、馒头、坚果、卤蛋或营养补充剂，让患者可以随时拿到。如果出门在外，可以先准备一些食物随身带着，想吃的时候可以马上吃。或是将牛奶、豆浆、营养液等当成口渴时的饮料喝。这些点心、饮料看似不多，但积少成多，加起来的热量也是很好的补充。

（3）营造良好的用餐氛围：利用漂亮的餐具，或是播放喜爱的音乐，调整用餐的灯光等方式，改变用餐氛围，让用餐变得更愉快，也是改善食欲不振的较好方法。家庭成员和亲戚朋友尽可能与患者一起吃东西，一起进餐，让患者觉得不孤单，即便是平常的食物，也会感到特别美味。如此的进餐氛围，即使是食欲不振的患者，当大家都在吃东西时，也会拿来吃几口，甚至不知不觉多吃一些。

（4）依照自己的喜好进食，多尝试新的饮食变化：依照自己的喜好进食，不必勉强自己吃不喜欢的食物。有时试着改变食物的形态，注意色、香、味、形的调配，也有促进食欲的效果。

（5）用餐前适当活动：患者不宜长久坐卧不动，应保持适当的体力活动，以帮助患者增强饥饿感。如餐前 1 小时出门散步、练习瑜伽、打太极拳、做广播体操或者跳广场舞等，这些适度的活动能促进患者吃进较多的食物。

（6）进食时少喝水：除非患者有口干或吞咽困难问题，一般来说，建议在进食时少喝水或不要喝水，以免过早产生饱腹感，影响进食。饮水可以在餐间进行，可以一小口一小口地慢慢喝，但注意要在进食前1小时停止喝水。

12. 改善恶心、呕吐的七大饮食诀窍

肿瘤的治疗经常会用到放疗、化疗，这些治疗是一把双刃剑，在杀灭肿瘤细胞的同时，难免对人体健康细胞产生影响和损伤，产生不良反应。恶心、呕吐是抗肿瘤治疗期间常见的不良反应，患者常会因为恶心、呕吐而减少进食，导致营养摄取出现问题，而不得不减低了用药剂量，甚至放弃了化疗。因此，对于肿瘤治疗来说，处理不良反应也算是肿瘤治疗的重要部分，而且是不可缺少的环节。如果不重视肿瘤治疗引起的恶心、呕吐等不良反应，那么放化疗可能很难顺利完成，治疗效果也就很难保证。

那么如何改善恶心、呕吐呢？在临床上可以尝试以下7个饮食诀窍。

（1）酸味、咸味、清淡饮食较适合：恶心、呕吐的患者，在吃饭时搭配一些酸味、咸味比较重的食物，如酸梅、酱瓜、酸菜等会比较容易下饭。饮食最好可以清淡些，烹调时尽量少油、少糖，因为太甜、太油腻的食物都会加重恶心感，要尽量避免这些食物，如油炸食物、肥肉、糕点等。

（2）细嚼慢咽，少吃多餐：进餐时细嚼慢咽，不要吃太快，也不要一次吃太多、太饱，最好每天可以吃6～8次小餐。

（3）喝水要少量多次：有些患者反胃严重时，喝水都会有恶心的感觉，但是，临床上还是要注意维持水分及电解质的平衡，避免脱水现象的发生。因此建议患者少量多次喝水，可以一小口一小口地慢慢喝，但在进餐前1小时内应停止饮水，以免发生饱胀感而吃不下饭。另外，在吃饭时尽可能不要喝含碳酸的汽水饮料、果汁、汤等，以减少饱胀、反胃的感觉。

（4）吃些干的食物：质地干的食物，如苏打饼干、杂粮面包、坚果等，可以帮助缓和肠胃不适，抑制恶心症状。这些食物建议患者在早上起床后，或者运动后吃，呕吐停止后，也要补充一些，因为空腹也会引起恶心。

（5）远离油烟味：尽量不要在油烟味明显的地方吃饭，同时尽量避免特殊的味道，如香水、发酵味等。如果环境里已经有这些味道了，患者可以暂时先离开，家人帮忙将窗户打开通风，待味道散去后再用餐。

（6）治疗前避免进食：接受化疗或放疗的患者，治疗前2小时以内应避免

进食，防止呕吐的发生。

（7）饭前、饭后都要漱口：饭后坐着或斜躺着休息一段时间，不要马上平躺或活动，以免消化不良而增加不舒服的感觉。

除了饮食之外，随着药物研发的发展，药物治疗恶心、呕吐也有不错的效果。例如对于发生在化疗 24 小时之内的急性呕吐，临床上多数采用 $5-HT_3$ 受体拮抗剂联合糖皮质激素的预防和治疗方案。一般来说这一招可以使得 80% ~ 90% 的急性呕吐得到预防和缓解。对于中度致吐性化疗药引起化疗后 24 ~ 48 小时的延迟性呕吐，第二代 $5-HT_3$ 受体拮抗剂帕洛诺司琼有一定的疗效。对于已做预防处理，但仍然发生的暴发性呕吐，需要立即实施挽救性止吐治疗。一般处理原则是联合应用不同作用机理的其他有效的止吐药物，包括抗精神病药物、苯二氮䓬类药物、大麻酚药物、多巴胺受体拮抗剂、吩噻嗪类药物、$5-HT_3$ 受体拮抗剂、类固醇药物。治疗暴发性呕吐强调按时给药，而非按需给药，若恶心、呕吐得到控制，继续原方案治疗，反之则应使用高一级止吐治疗，若频繁呕吐导致无法口服药物，直肠或静脉用药则显得更为合适，同时也要注意保证患者有足够量的静脉液体的输注、补充，以防止和防治电解质紊乱。对于多药联合化疗方案诱发的难治性呕吐，其治疗方案要基于致吐风险最高的药物制订。此外，还应注意患者其他潜在的致吐因素，包括肠梗阻、前庭功能障碍、脑转移、电解质紊乱、尿毒症、阿片类麻醉药物的使用、胃部疾病、精神心理因素等，只要很好地解决了这些问题，再施以最为恰当的措施，相信也不难治！

13. 排便也是一个技术活：便秘时排便顺畅的方法

便秘是临床上常见的不适症状之一。肿瘤患者因为胃口不好，通常吃得比较少，含膳食纤维的食物摄入得也较少，同时由于运动量减少，或者服用止痛药、止吐药等，这些都会抑制肠道蠕动，从而易于诱发便秘。那么便秘的原因有哪些呢？

（1）心理因素：患者在化疗时往往伴随紧张、焦虑的情绪，不良的心理状态可抑制副交感神经系统，导致便秘。

（2）药物副作用：化疗期间除了化疗药外还会应用其他辅助药物，比如镇痛药、止吐药等，这些药物都会导致或加重便秘，并且会产生一加一大于二的效果。例如那些使用了止吐药物的化疗患者，便秘的发生率高达 90%。

（3）饮食因素：化疗期间患者往往食欲差、进食量少，因蔬菜水果摄入不足而便秘。一旦出现便秘，除了腹胀不适，很多患者还会相应出现食欲明显下降的状况。这种"吃不下、拉不出"的状态会使癌症患者的生活质量大打折扣。

若便秘不能及时缓解，还很可能会发展为肠梗阻，严重时甚至危及生命。因此，便秘时很多患者都会"简单、粗暴、直接"地选择开塞露来通便。然而，开塞露虽然对于轻度便秘效果不错，但是若堵在肠道的粪块位置较高（距肛门较远）时，这种方法就收效甚微了。

那么，到底该如何应对便秘呢？在临床诊疗过程中，可以尝试以下几个方法来缓解症状：

（1）多喝水：可以在早晨空腹时，先喝一杯温开水、柠檬汁等，帮助排便。如果征得主管医生的同意，每天可以喝8～10杯水，大约2000毫升以上的饮水量，包括温开水、茶、果汁、含渣的果菜汁等，这些均有助于预防和改善便秘的发生。

（2）多吃富含膳食纤维的食物：摄取足量膳食纤维能促进肠道蠕动，有助于排便。可以多吃蔬菜、水果、粗杂粮、薯类、豆制品等富含膳食纤维的食物，如芹菜、韭菜、红薯、全麦面包、糙米等。在日常饮食中要逐渐加入这些食物，但注意不要过度摄入，以免引起腹胀等不适。同时注意避免干燥刺激的食物比如干辣椒、芥末、胡椒、浓茶、咖啡等；不吃柿子，因为柿子富含鞣酸，会加重便秘。

（3）运动：如果长期卧床不起，那么我们的肠道也会"瘫痪"，只有身体多运动，肠道才会相应地"活"起来。所以，尽管化疗期间身体会感受到诸多不适，但还是应适量运动。慢步走、太极拳就是很好的选择。卧床患者应努力活动四肢或翻身。

（4）放松情绪、建立良好的排便习惯：多做几次深呼吸，适度进行自己喜爱的运动，以放松情绪。在固定的时间吃东西、细嚼慢咽，尽量在固定的时间去厕所报到，建立良好的排便习惯。改坐便为蹲便也有促进排便的作用，因为蹲便更符合排便器官的生理结构，有利于大便顺利排出。

（5）定时做腹部按摩：定时对腹部进行按摩也可以帮助肠道动起来。按摩时应以肚脐为中心，整个手掌向腹部轻压用力，以顺时针的方向缓慢进行按摩。一定要顺时针哦，因为只有这个方向才是与肠道蠕动方向一致的。

（6）不要吃口香糖：吃口香糖、喝可乐之类的碳酸饮料，这些会造成过多空气进入肠道，引起腹胀等腹部不适，加重便秘。

（7）借助通便剂或泻药：如果感觉要发生便秘，可以尝试使用非处方的通便剂，如开塞露等，这些须在医生的指导下使用。若出现 3 天以上未解大便的情况，可考虑在医生指导下使用泻药。应用泻药时首选渗透性泻药，如乳果糖、聚乙二醇等；对于有吞咽困难或者反复发生粪块阻塞的患者，则应推荐灌肠和使用栓剂；同时，切记灌肠剂、栓剂以及刺激性泻药只能在发生便秘时使用，不能用于预防便秘。若因厌食而进食不足，尤其含膳食纤维丰富的食物摄入不足而导致轻度便秘时，可选择容积性泻药，如欧车前、麦麸等，使用时注意补充足够的液体，以增加粪便量，使干硬的粪便变得松软易于排出。

14. 肺癌治疗为什么可以"遵章守纪"

肺癌是目前严重威胁着我国乃至全球人民生命健康的恶性肿瘤之一。2020年世界卫生组织国际癌症研究机构的全球肿瘤年报中显示，在全球每年新发的恶性肿瘤中，每 8 个肿瘤患者中就会有 1 个是肺癌。如此说来，肺癌也算得上是恶性肿瘤病中的大户了。也正是因为如此，肺癌的发生率高，肺癌的危害性大，才使得全球的基础医学家、临床医学工作者都把很大的精力放在了肺癌的诊疗中。如此，也就有了很多的临床研究项目广泛应用于肺癌的临床诊断、治疗、预后等方面，肺癌在其诊疗过程中还有一个特点就是比较规矩，可以"有章可循""遵章守纪"地进行。这些规矩的确定其实都是前边大量的临床研究给我们总结出来的。

应该说，在临床上当发现肺部肿物占位的时候，有关肺癌检查的临床诊断、病理学诊断等方式和步骤就已经明确了。临床医生会对肿瘤实施定位、定性、定期的检查。如果在这个时候你还在说肿瘤是早期、中期还是晚期的话，那么你可真的是落伍了。目前在肺癌诊疗上，被诊断为肺癌之后需要进一步明确肿瘤的具体分型、分期，还要明确肺癌的具体基因类型，对于这些内容的知晓其实是为了后续更加细致、精细的诊疗做准备。原来我们对于肺癌的认识处于小细胞肺癌和非小细胞肺癌的层级，后来进展为腺癌、鳞癌和大细胞癌的层次等，而今天看来，我们需要知道具体的基因类型。可以说，今天肺癌的疾病名称已经不再是一个疾病的名称了，而更多的是几十种具体基因类型的大组合，或者说是一个"肺癌基因类型的大综合"。每一种亚型、基因型都具有不同的特征、特性、治疗方式、治疗预后等内容。肺癌的分型越精细，其就更加具有意义。

这样的诊断主要依赖于病理诊断学方面的巨大进步。

正是因为有了精确的诊断，才有了后边的精准治疗。尤其是近些年来发展起来的靶向药物、免疫治疗药物等，使得肺癌的治疗开启了崭新的领域。有效率高、副作用小、针对性强的各种药物真正地使得肿瘤的治疗做到了"一把钥匙开一把锁"的效果。这样的依据自然依赖于前期大量严谨的、客观的、多学科参与的临床研究结果。精准的基因检测结果已经成为精准诊疗的主要手段。也正是因为如此，目前的肺癌诊断、治疗也就越来越精细化。外科手术切除的方式也是越发以微创为主，切除的范围也是越来越小，损伤自然也就越来越小。微创和规范已经成为现代外科学的主题。非外科学专业之间的联系与合作也越发频发和增多，多学科协作（MDT）成为肺癌患者综合诊治的主题，自然也为患者、医生、科室、医院带来了巨大的获益。肺癌的治疗不再是一个人的事情了，而是一个团队的内容。

15. 多喝一杯水，胜吃一片药：减低化疗毒副反应的小窍门

最近刚来到肿瘤内科病房就诊的老李，发现了一个大"秘密"，那就是主任在查房的时候，总是询问部分有化疗不良反应的患者："化疗期间每天喝了多少水？"同时主任还反复强调："化疗期间多喝一杯水，胜吃一片药。"老李就纳闷了，难不成，喝水也能减轻化疗期间的毒副反应吗？

其实，说起来化疗期间要嘱咐患者多喝水，还真有着它的道理。众所周知，化疗药物有其独特的作用机理，很多药物具有广泛的多器官毒性反应，因此在药物治疗使用期间，在最大限度地发挥其药物抗肿瘤作用的同时，还要最大限度地减轻药物的不良反应。我们就以化疗中最为常用的药物顺铂来说，在临床上，顺铂经过静脉给药以后，在体内被迅速吸收，可以分布于全身各个组织、器官，对于肿瘤组织没有明显的选择性分布，这也是顺铂发挥抗肿瘤作用和引发不良反应的主要原因和时期。此外，顺铂在体内消除相对较为缓慢，主要是通过肾脏排泄，正常情况下，给药后5天时间内可以从尿液中排除27%~54%，少量可以由胆道排出。如此的结果就会导致发生很多的药物性毒副反应，如单次中、大剂量用药后，会出现肾功能障碍，甚至发生严重的肾小管坏死、无尿和尿毒症，同时也会引发恶心、呕吐等消化反应，发生耳鸣和高频听力减低的耳毒性，以及运动功能失调、肌痛、上下肢感觉异常等神经毒性。

面对这些问题，在临床药物应用的时候，尤其是单次用药量较大的时候，

一般会鼓励患者在治疗之前、给药以后进行充分的、大量的"水化治疗"，这样就可以很好地减少由顺铂所带来的药物毒性反应。这里所说的"水化治疗"，就是我们常说的治疗期间嘱咐患者大量喝水，一般建议每天饮水量达到2000～3000毫升，或者进行较大量的静脉输液。这样就会最大限度地降低药物在肾脏局部的药物浓度，增加药物的代谢速度，减少药物在体内的蓄积量，从而达到减轻药物毒副反应的作用。

16. 让 PD－1 走下神坛吧，正确看待免疫治疗的疗效

"医生，医生，我就是想让我爸爸尽快地好起来，您就给他使用那个神药吧！最好是和靶向药物来个强强联手。"

自打老乔因为肺癌住院以后，可是忙坏了他的儿子小乔，除了在网上查询肺癌诊疗的消息以外，再就是到处打听各种治疗的方案、方法。这几天，又盯上了肺癌免疫治疗的"神药"PD－1，非得要求我们把免疫制剂和老乔正在使用的口服靶向药物来个"强强联合"。面对这个小伙子，我们也是无奈了。说起小乔的这些想法，其实我们也是完全可以理解的，只是有的时候感到有些无奈罢了。

说起抗肿瘤的免疫治疗，在近几年里还真的是刮起了一阵"神风"，其在典型霍奇金淋巴瘤的应用中，部分肿瘤类型的治疗有效率可以达到90%左右。在 PD－L1 高表达的患者中有效率可以达到45%，在存在 dMMR 突变的患者中有效率可以达到40%。这些数值都是远远高于以往单纯使用化疗药物的临床治疗数据。即便是对于一般患者来说，抗肿瘤免疫治疗也有20%左右的有效率，这一数值几乎与以往的化疗有效率相仿，但是，毒副反应却存在着明显的差异。这也不怪小乔会如此地"疯狂"。

但是，再好的药物也有其适应证，也就是说有适合使用它的肿瘤。与此同时，也会有着它的禁忌证，正是因为如此，我们在实施免疫治疗的时候，才需要更加严格地掌握适应证和禁忌证，合理地将药物使用在适合的患者身上，正视每一个不同癌种的有效率也会有所差异，而不能把免疫治疗"神化"了。在目前研究相对较为明确的非小细胞肺癌的临床治疗中，免疫制剂的主要适应证还是集中在驱动基因阴性的肺癌患者中，此外，在临床治疗过程中，还需要进一步地监控肿瘤的相关预测指标、预后指标，如 PD－L1 表达、肿瘤突变负荷（TMB）表达、联合阳性分数（CPS）表达等因素。只有很好地对肺癌的治疗进

行相关的评估和监测，才可以最大限度地提高肺癌的治疗疗效，降低治疗的毒副反应，减少并发症的发生。

目前临床上免疫治疗的主要适应证包括：无驱动基因阳性的肺癌、宫颈癌、肝细胞癌、晚期肾细胞癌、伴有微卫星不稳定（MSI－H）或错配修复缺陷（dMMR）的转移性结直肠癌、皮肤鳞状细胞癌、膀胱癌和尿路上皮癌、霍奇金淋巴瘤、头颈部鳞癌、恶性黑色素瘤、胃和胃食管连接部癌。

对于适应证以外的恶性肿瘤，临床上需要实施严格的评价与筛选，患者及患者家属要听从管床医生的建议，进行科学理智的选择。切不可把免疫制剂当成神药，更不能把免疫制剂当成救命稻草。

17. 做一只快乐的"小白鼠"挺好

不久前，一位晚期肺癌患者被我推荐去参加了一个全国多中心的临床试验。经过4个周期的治疗以后，CT发现其肿瘤神奇地缩小了一大半。患者发微信告诉我，他现在是一只快乐的"小白鼠"。

说起肿瘤临床试验，其主要的内容是直接在患者身体上进行，以针对药物的系统性研究，其目的是为了确定试验药物的有效性和安全性。通俗地讲，肿瘤药物的临床试验就是抗肿瘤新药从实验室走向临床应用的一个过程。当然了，也有一些临床试验是使用一些已知有效的药物，通过药物之间的再组合，来证明药物治疗的有效性。

各种的临床试验一般都会在多家医院同时开展，称为"多中心"研究。从"多中心"覆盖的地域角度来说，可以包括跨国的国际多中心临床试验和国内的多中心临床试验。因此说，临床试验研究绝不是某一家医院的单独行为，而是需要经过严格论证，并经由国家主管部门审核、批准后才开展的，患者的权益在研究中会受到严格的保护。

肿瘤疾病是全球发病率排名第一的疾病，肿瘤疾病的诊疗也是国内外专家研究的热点和重点，研发新的抗肿瘤药物和寻找新的治疗方案是大家共同的目的和愿望。正是因为如此，患者参加新药临床试验具有诸多优势。主要包括：新药临床试验中涉及的药物都是医学、药学发展的最新创新，这也为治疗上出现困难的患者带来了最新的治疗方案和机会。通过临床试验进行药物治疗，可以有捷径，最早、最先获得比通常快捷的治疗方法和机会。新药临床试验中提供给患者的药物大部分是免费的，这样可以在一定程度上减轻患者家庭沉重的经济负担。因此美国国立综合癌症网络认为，癌症患者在临床试验中可以得到最佳治疗，因此特别鼓励癌症患者参加适合自己的临床试验。

需要说明的是，参加临床试验也会承担一定的风险。临床研究的药物毕竟还是新药，研究中还是会有许多不确定性因素。部分药物的不良反应还有待于临床上进行更大范围的观察研究。因此，患者及其家属要有充分的思想准备，积极配合医生做好各种诊疗工作、指标监测和处理可能发生的不良反应。

18. 肿瘤界的"关公战秦琼"

如果用一个词来形容恶性肿瘤的诊疗进展，在我看来"与时俱进"是再合适不过的了。近年来，科技发展所带来的靶向治疗和免疫治疗药物在各种肿瘤治疗中发挥着重大的作用，甚至是彻底改变了某些肿瘤的治疗状况。那么问题来了，两者之中谁才是明星中的明星呢？其实，在我看来，也许在肿瘤治疗的真实世界里，靶向治疗药物和免疫治疗药物之间根本就没有所谓的比较，它们之间更多的则是体现在哪个治疗会更加适合。

说起靶向治疗和免疫治疗这2类治疗，其实它们各自有自己的治疗模式。就靶向治疗而言，它的主要作用点在于肿瘤细胞上特定的靶点，例如某个特有的基因突变，这样的杀伤作用更有了点精确制导的味道，攻击和杀伤只限于打击癌细胞，而不会对正常细胞造成显著的伤害。这样的治疗模式相较于化疗药物的"机枪扫射"似乎更加精准了一些，也避免了伤及无辜。在这样的治疗中，明确恶性肿瘤细胞是否具有基因突变以及具有哪种基因突变就显得十分重要，大有一把钥匙开一把锁的味道。

而免疫治疗则与以往的抗肿瘤治疗有着很大的区别，它的作用对象不再是肿瘤细胞，而是免疫细胞。作用方式也不再是那种打打杀杀的火爆场面，而是通过激活针对肿瘤细胞的免疫系统，让机体内大量的免疫细胞活跃起来，很好地识别肿瘤细胞，提高免疫细胞的活性，解除免疫抑制状态，改善免疫环境，使得机体免疫成为真正的抗肿瘤武器。目前临床上常用的药物包括：PD－1抑制剂、PD－L1抑制剂和CTLA4抑制剂等。在目前，免疫制剂虽然具有很好的疗效，但是免疫制剂的预测"靶"还不是十分明确，这样的"不精准"时常会出现跑偏的情况。因此如何预测免疫治疗疗效就成了目前诊疗的热点、重点和研究的主要方向之一。

在目前的临床治疗中，由于靶向药物的治疗是针对肿瘤细胞实施杀伤作用，因此其起效一般较快，短时间内即可以见到临床症状的改善，肿瘤缩小，部分患者甚至可以见到神奇的疗效和不可想象的奇迹。但是，耐药性也是靶向治疗药物的一大顽疾，随着治疗时间的延长，耐药的发生也是无一例外地会在临床中发生，再次基因检测、更换药物也就是顺理成章的事情。

而免疫治疗的应用，则是从根本上改变了机体的免疫系统活性，通过间接的方式杀伤肿瘤细胞，这样的过程自然就没有了打打杀杀的火爆场面，更多的则是有些练太极的味道，起效虽慢但是持久，受益自然也是长期的，甚至会长期存活或者被治愈。

如此看来，如果真的要来一场靶向药物和免疫药物的大比拼，那最后的结果还真的是不好说。或者说两者之间没有绝对的谁强谁弱，谁输谁赢。这倒不是两者之间无法比较，而是两者之间具有不同的适用人群、适应证和适用范围。有的时候，就算您不差钱，可是我们医生也不能让您赔本赚吆喝不是？

这样说来，这样的比较还是不要做了，以免又出现一个肿瘤界的"关公战秦琼"。

19. 结直肠癌肝转移不是治疗的终点

退休后的老张在今年春节期间就出现了腹部闷胀的感觉，起初还觉得是节日期间休息不好所导致的胃肠功能紊乱，自己也没有太注意。春节以后，老张又出现了大便带血，这样才在医院实施了系统的检查，体检中发现老张的主要问题是患有乙状结肠癌，并且肿瘤已经发生了肝脏的转移。这样的结果使得老张很是沮丧，本以为退休以后可以颐养天年，没有想到此次检查中发现了乙状结肠的恶性肿瘤，又出现了肝脏转移，使得手术切除的机会也没有了。也正是因为如此，老张从医院回来以后整个人也是蔫了一样，自己也是盘算着如何面对后边不多的时间。

一说到肿瘤发生了转移，很多人都会有这样的感觉，那出现转移的患者已经没有了治疗的意义，或者说是没有了治愈的机会。应该说，在社会上持有这样观点的人还不是少数，但是，他们也是真的错了。

随着科学技术的发展，恶性肿瘤的诊疗技术、诊疗观念都发生了很大的变化，尤其是近些年来，各种高效、低毒药物的相继问世，也为恶性肿瘤的治疗提供了有效的治疗手段。随着近年来社会的发展，结直肠癌的发病率明显提高，目前其发病率、死亡率已经成为居于前五位的恶性肿瘤。临床流行病学资料显示，约有60%的患者在诊疗中会发生肝转移。在这些发生肝转移的患者中，其转移局限于肝脏内的约占50%。近些年来，由于手术技术的不断提高，围手术期的诊疗理念也发生了很大的变化，手术死亡率明显降低，能够实施手术完全切除的肝转移患者，其5年生存率可以达到29%～39%，有的临床研究报告提示甚至可以达到50%。应该说，这是目前化疗、靶向药物、免疫制剂等药物单纯使用所不能达到的。

经过我如此一说，您是否会有一种感觉，那就是结直肠癌肝转移的患者依旧具有可以手术切除的机会。其实，这是要区分具体情况的，真正在诊断的时候具有实施肿瘤手术切除机会的患者仅有10%～30%，其余的患者都不能立即实施手术切除。如何提高手术切除率，或者实施转化治疗技术，使原本不能手术切除的患者通过积极的新辅助治疗达到手术治疗的目的是近来临床关注的热点。目前，在临床上多数采用的是单独化疗药物或者联合靶向药物、免疫制剂等药物实施综合转化治疗。通过这样的技术，可以使得10%～30%的肝转移患者再次获得手术切除的机会，这也是综合转化治疗效果最为直接的体现。随着多学科综合治疗和生物医学模式的发展，结直肠癌肝转移的综合治疗将成为未来诊疗的主要趋势。

20. 个体化、精细治疗是老年肿瘤治疗的总原则

从治疗方法的角度上说，老年肿瘤患者的治疗与60岁以下者的治疗大致相同。只是在治疗方式的选择上，应充分考虑到老年人心肺等脏器功能都有不同程度的衰退，重要器官机能代偿能力差，老年人的个体差异较大等因素。在此基础上，结合老年人各部位肿瘤的发病特点，确定治疗的重点和防治对策。在这样的过程中，更加强调的是患者个体化和精细治疗与观察，这也应该成为老年肿瘤治疗的总原则。

肿瘤治疗前后的评估：老年肿瘤患者在接受治疗前，需要进行科学准确的机体综合状态评价。目前，推荐的综合老年状态评估体系（CGA）就是通过老年个体的活动能力、合并疾病状态、认知能力、心理状态、社会支持、营养状态、既往疾病史等对老年患者进行综合评价，包括患者日活动度、应用生活工具情况、合并其他器官疾病情况、社会和家庭对患者经济和心理支持程度、药物代谢和药物疗效的特点等诸多方面指标，如此来指导肿瘤的综合治疗。

手术治疗：实体瘤的治疗不论在任何年龄均以手术治疗为首选。术前要对

老年患者的心肺功能进行正确评价，加强监护，尽可能减少手术创伤，推荐微创诊疗，而且不宜随意扩大手术范围。与手术治疗一样，老年患者进行放射治疗时，也应保护重要器官、组织的功能，精确设计放射治疗范围，减少不良反应的发生。老年患者的化疗需要谨慎实施，化疗的耐受性、毒副反应应该作为首先的评价指标，同时结合毒性反应发生的潜在因素，从个体化、慎选、小剂量开始、严密监护、随时修正、警惕药源性损害等多方面原则实施。必要的预防药物使用，如预防白细胞药物、保肝治疗等都是具有积极作用的。靶向治疗、免疫治疗由于其毒副反应相对轻微而被首先推荐，大部分的口服给药更加方便使用，也成为老年肿瘤治疗中的研究热点。

癌痛是肿瘤治疗中的常见并发症，老年肿瘤患者的疼痛尤其需要重视，需要考虑患者年龄相关的代谢异常、体重下降、食欲减退、反应迟钝、易于疲劳、治疗并发症等因素，以便合理选药、减少毒副反应、控制疼痛。

中医药作为肿瘤综合治疗的一部分，可以与其他方法联合或者单独使用，其目的是减轻放疗和化疗的不良反应，使老年患者较顺利地完成疗程。同时可以使老年肿瘤患者改善症状，提高生存质量，延长生存时间，在一定程度上稳定和缩小肿瘤。

老年肿瘤患者需要关注其营养、支持治疗，包括肠内外营养治疗、止痛治疗以及吸氧、平喘等治疗，对缓解症状，改善生活质量具有重要的作用。安宁疗护治疗可以使得老年患者在疾病诊疗过程中获得最为适宜的心理慰藉和需要的诊疗管理，让患者有尊严地接受诊疗和逝去，具有重要的作用和意义。

21. 肿瘤营养里的"雷"真的很多

一说到肿瘤患者的营养问题，有的人就会认为，得了肿瘤疾病就是一个身体营养被肿瘤逐渐消耗的过程，哪里会有不消瘦，营养状态很好的肿瘤患者？其实，在现实生活中持有这样观点的人还为数不少，有这样观点的人在道理上也算是说对了一半，因为肿瘤疾病不仅仅是一种基因性疾病，也是一种营养代谢类疾病。

肿瘤的营养问题是一个涵盖肿瘤诊疗全过程的问题，部分肿瘤的发病起因即是营养代谢类的问题。据统计，癌症患者中营养不良的发生率高达30%～70%，更有报告称40%左右的患者会因为营养不良而直接导致疾病恶化或者死亡。所以说，营养问题是肿瘤诊疗过程中越来越多被关注的问题，也是肿瘤诊疗中亟待解决的主要内容之一。

其实在肿瘤临床诊疗工作中，很多人都存在着一定的营养补充误区。如：担心过分补充营养，好的营养状况会促进肿瘤的生长，这样就希望通过自己少吃点，甚至是极端的不吃来饿死肿瘤。目前，即使是最为权威的机构和治疗指南也无证据表明：营养支持治疗会促进肿瘤生长。而患者由于缺乏营养，可能导致正常细胞不能发挥生理功能，而肿瘤细胞仍然会继续掠夺正常细胞的营养，结果最终受损害的、被饿死的只能是患者及正常组织细胞，而不是肿瘤细胞。这样说来，营养支持应该成为肿瘤患者的基本治疗保障和措施。在临床上，与饿死肿瘤相对应的，就是盲目地迷信"补品"，对于肿瘤患者而言，冬虫夏草、燕窝、灵芝、人参等大补之物几乎把患者陷入营养补充的重灾区。这其中固然有营养知识不足的因素，但是商业宣传、患者迷信也是一个重要的原因。而临床上价值最大的各种营养素以及合理搭配的口服肠内补充液却被患者直接忽略了。发物忌口、盲目偏食也是肿瘤患者的常见营养误区。大量的优质动物蛋白被认为是发物，传言吃了会加快肿瘤的生长。而这些动物肉、蛋都是优良的蛋白质来源，其全面性、均衡性比植物蛋白质更加具有优势，也是提高肿瘤病人体能，改善生活质量，延长生存时间的最好保障。适当增加优质蛋白质的摄入，荤素搭配才是治疗的最佳选择。优质蛋白质中以蛋类为首选，其次是鱼、鸡、鸭、鹅，最后才是猪、牛、羊等。

其实，在我们的日常临床诊疗中，还有一种营养补充的狂热心理和状态，那就是希望营养在一日之间就可以补充到满意的地步。在他们的眼里，食补、口服营养素等这些最为有效而实际的方法都有些慢，已经远远不能满足他们对速度上的要求。他们甚至误以为通过静脉输液、补充营养物质、打所谓的营养针可以满足他们的营养需求。其实，这种所谓的以静脉营养替代口服的模式存在着理解上的误区。这种以静脉营养补充的模式不是营养补充的最优模式，也不是首选的推荐模式。及早干预，综合营养，日常生活中的食补，才是最安全也是最方便、最经济的营养补充方式。这与世界卫生组织（WHO）提出的能口服就不注射，能注射就不输液的倡议也是一致的。

所谓的营养针多数情况下是指含有氨基酸、维生素、脂肪乳、白蛋白等成分的静脉液体，在临床上称之为肠外营养（PN）。静脉输送营养的模式主要用于无法正常进食的人群，如最多见的消化道出血等患者，或者是在治疗期间胃肠道不能消化吸收任何营养物质，甚至包括水分等。此外就是那些已经出现了明显的营养缺乏，导致病情恶化、危急等。即便如此，静脉输液也不宜过久、过度。患者长期不进食，会进一步加重胃肠道的功能损害，使其衰弱加重，导致营养吸收会更差，体质更难恢复。还是那句话，对于那些具有特殊需要、治疗适应证的患者，静脉补充才是必要的，这其中的决定权还是交给医生吧！

22. 肠道菌群与免疫治疗的强强联合

近年来，免疫治疗成为恶性肿瘤诊疗中的新宠，免疫治疗和免疫制剂不论是单独使用还是与其他诊疗方法联合应用，都取得了满意的治疗效果，因此免疫治疗也备受关注。在免疫制剂的使用过程中，临床医生和科研工作者发现，在我们人体内还有一个庞大的微生物群体，即肠道菌群对于免疫治疗的疗效会产生很大的影响，肠道菌群的结构、组成、变化是改变、影响免疫治疗疗效的指挥棒，甚至还有学者通过检测肠道菌群的组成、结构来预测免疫治疗的疗效。

在人体的肠道中，尤其是结肠中存在着被我们称作肠道菌群的一群细菌。健康人群的肠道菌群是由多种细菌所组成的，主要包括厚壁菌门、拟杆菌门、变形菌门、放线菌门和梭杆菌门等，其中厚壁菌和拟杆菌占据着优势。某些益生菌如双歧杆菌、乳杆菌等也占有一定的比例。而某些有害菌如具核梭杆菌（Fn）等相对较少。

由于肠道菌群本身与自身免疫存在着密切的关系，因此越来越多地吸引研究者开始关注肠道菌群与肿瘤免疫之间的关系。

临床工作者在一项前瞻性临床研究中发现：在实施免疫治疗之前使用广谱抗生素会明显降低患者的总体生存率，而在治疗过程中使用抗生素则影响不大。这样的研究结果提示治疗前使用的广谱抗生素可能改变了患者肠道菌群的组成，进而使得免疫治疗的疗效发生了改变。如此则是为肠道菌群对免疫治疗影响的研究开辟了先河。

在对使用免疫制剂的肺癌患者的粪便进行检查、分析以后发现，肠道菌群多样性与肿瘤的无进展生存期（PFS）直接相关，肠道菌群中的长双歧杆菌、肠道普氏菌和 Alistipes putredinis 为治疗敏感患者肠道中的优势菌株，推测其作用机制可能与肠道菌群通过增强宿主记忆 T 细胞和自然杀伤细胞信号来增强免疫治疗效果直接有关。同样的研究也发现，在黑色素瘤免疫治疗效果很好的患者中，其肠道菌群中的双歧杆菌、长双歧杆菌、嗜气性柯林斯菌、屎肠球菌、肺炎克雷伯菌、乳酸杆菌属、拟杆菌科和微小埃洛内拉菌明显处于富集状态。效果不佳的患者中则有大量的卵形瘤胃球菌和肠道罗斯拜瑞氏菌存在。

　　肠道菌群除了对免疫治疗的疗效会产生一定的影响，它还对治疗的不良反应会产生影响。在这其中，尤其以双歧杆菌缓解免疫治疗副作用的效果最为明显。双歧杆菌是食品中最常见的益生菌之一，双歧杆菌在免疫检查点 CTLA－4 阻断条件下可以优化共生菌群的组成，并增强肠道调节性 T 细胞（Treg）的功能与代谢，从而缓解抗 CTLA－4 抗体诱导的肠道炎症。此外，双歧杆菌还可增加肠道 Treg 细胞中 IL－10Ra 和 IL－10 的表达，进而增强 Treg 细胞的免疫抑制作用，以缓解 CTLA－4 阻断所导致的肠道免疫副作用。

　　同样的研究也表明，其他类型的益生菌在增强免疫治疗效果的同时，均具有降低免疫治疗相关不良反应发生率的作用，这样的结果远远超出了人们的预期收获，单纯从调节、补充益生菌的角度即可以获得更好的免疫治疗疗效，还可以降低不良反应，如此的收益是不是明显的事半功倍呢？

　　也正是因为如此，目前，以肠道菌群、免疫治疗、治疗效果、不良反应等方向的临床研究已经在多种肿瘤上实施了广泛的研究，更为可喜的是，这些研究也进一步证实了肿瘤的免疫治疗的有效率、不良反应等均与肠道菌群的构成、组成等直接有关。因此，有针对性地对患者肠道菌群实施干预成为未来诊疗的方向，制定具有患者个性化治疗、干预措施，提高肿瘤疗效，减少不良反应已经成为可能。

23. 单兵作战也能打胜仗

　　患者老陈今年 58 岁了，10 个月以前在外院发现肝右叶占位，临床诊断为原发性肝癌，由于没有手术治疗的机会，患者在外院实施了一系列的非手术治疗，包括无水酒精注射治疗术（PEIT）、肝动脉化疗栓塞术（TACE）治疗等，还口服了仑伐替尼靶向治疗了 2 个多月。患者这边的治疗是一刻也没有停，肿瘤那边的生长也一直没有停，就这样患者来我们科的时候，肝右叶肿物较前已经是明显地增大、增多，肝右叶最大的肿瘤已经是 16.2 厘米 × 10.7 厘米 × 9.5 厘米大小，静脉癌栓也增多，双肺出现了新发转移灶。由于长期的治疗，患者对于治疗已经失去了信心，只是要求别让他太疼痛即可，茶不思饭不想的他已经不期待什么疗效了。

看患者的一般情况还好，所谓的身体状况不佳主要还是前边治疗的不良反应所导致的。我们还是决定给患者实施一个单药的免疫治疗来控制肿瘤的生长，又不过分增加患者的不良反应。就这样患者也接受了我们的建议，我们为患者实施了国产的免疫检查点抑制剂卡瑞利珠单抗（艾瑞卡）200毫克，每2周1次。让我们没有想到的是，患者治疗2个周期以后，肿瘤标志物AFP出现了陡坡样的下降，肝脏疼痛也出现了缓解，每天躺在床上的老陈已经开始下床活动，饮食量等情况也明显地改善，对于治疗患者也有了明显的信心。就这样，治疗了8个周期以后，老陈的肝脏肿瘤明显缩小了，肺内转移灶也消失了，肿瘤标志物则是更早恢复了正常，止痛药也完全不再使用了。对于老陈来说，剩下的事情就是每月来罗湖医院肿瘤科输注2次卡瑞利珠单抗（艾瑞卡）就可以了。

说起老陈使用的药物卡瑞利珠单抗（艾瑞卡），其实就是这些年来在肿瘤界名气很大的免疫制剂，这个药物更加可贵之处在于它是一个完全由我国自主研发的创新药物。卡瑞利珠单抗（艾瑞卡）在其前期研究中，共计纳入190例晚期肝细胞癌患者，治疗组的有效率高达46%，75%的患者生存时间超过1年，中位的总生存时间也达到20.3个月，更为难能可贵之处在于，卡瑞利珠单抗联合阿帕替尼在晚期肝癌的二线治疗的相关数据也一点不差于一线治疗，这也就是说，对于以往实施过失败治疗的患者，采用卡瑞利珠单抗仍然可以获得很好的治疗效果，这样的情况也是既往任何治疗方案难以达到的结果。

24. 从"能吃点什么喝点什么"到"我还有很多的手段"

几天前，我在进行网络直播的时候，主持人就曾询问我："高医生，就肝癌的治疗而言，目前有什么新的技术和治疗上的突破？"

说到这里，我还自己爆料了一个很多人都不知道的事情，那就是在我刚毕业的时候，我可是一名肿瘤介入科的医生。也正是因为这样，我就更加有资格在这里说一下肝癌治疗手段的变化和进展。应该说这20余年来，肝癌的诊疗发生了极大的变化，肝癌的治疗已经从以前的"能吃点什么喝点什么"，变成了"我还有很多的手段"。

在我国，由于乙型肝炎病毒的原因，很多肝癌患者都是在肝炎、肝硬化的基础上发生恶性肿瘤的，因此，肿瘤的发生比较隐匿，临床症状不突出，疾病进展也比较快，加上肝硬化作为基础疾病，很多患者在疾病被发现的时候已经是中晚期，接受手术治疗的机会很少，整体治疗效果不佳。这些年来肝癌的发生率与死亡率之间的数值差异不大，正是这种尴尬局面的最真实的体现。

说到肝癌的治疗，除了早期病例的手术切除以外，医生们对于其他中晚期肝癌患者的治疗可谓是"用尽了办法"，比如化疗药物、靶向药物、介入手段、射频消融、微波治疗、海扶刀、热疗、冷冻治疗，等等，尤其是在介入治疗上，医生们也算是倾其所能了，灌注也好，栓塞也罢，凡是可以使用的药物几乎都用上了。即便如此，肿瘤的总体治疗是收效还不大。十几年前发现的靶向药物，虽说为肝癌治疗提供了一个新的治疗选择，遗憾的是其整体疗效却未见明显的提高。在这样的情况下，医生们更关注于各种治疗手段的综合、序贯应用，以此解决肝癌治疗上的棘手问题。

肝癌治疗上存在的困难，还因为肝脏是人体内最大的消化器官，兼有消化、免疫、代谢、解毒、造血等多种功能，肝脏上生长了肿瘤，影响的却是全身的问题。对肝脏肿瘤施以重拳的时候，不免投鼠忌器，担心会引发肝脏功能受损，甚至影响全身脏器功能。近年来，免疫治疗在淋巴瘤和黑色素瘤领域的成功，也给肝癌治疗带来了很大的启示，提高免疫识别，解除免疫抑制，改善免疫环境成为肝癌治疗的新思路，这样的模式也改变了原有治疗肝癌"打打杀杀"的治疗思路。尤其值得关注的是，在目前唯一获得肝癌临床治疗适应证的国产免疫制剂中，由我国企业自主研发的免疫检查点抑制剂——卡瑞利珠单抗（艾瑞卡）已经取得了满意的治疗效果，更加可喜的是，尤其在那些合并有肝硬化的肝癌患者中，疗效更加显著，安全性更高。这也为我国肝癌患者提供了更加适宜的治疗用药和治疗手段。

肝癌的治疗总是无止境的，临床医生们也在不断地挖掘着新的技术与方法。免疫制剂与多种药物、治疗手段之间的联合也在彰显着疗效，如联合抗血管生成药物、联合化疗、联合放疗、联合手术、免疫制剂之间的联合等。这也预示着肝癌的治疗即将进入一个更加崭新的局面。

25. 消消炎，这个事还真的不能随便做

"大夫，先给打个吊瓶消消炎，消消炎吧！"

作为医生，我们在医院里每天都可以听到这样的要求，也正是在这样的大背景下，我国抗生素滥用已经成为医疗行业的公害之一。那么，在肿瘤患者进

行免疫治疗的时候，抗生素是否会对免疫制剂的疗效产生影响呢？

PD－1、PD－L1 是近几年来新兴的抗肿瘤治疗新药，作为免疫检查点抑制剂（ICIs），在肿瘤治疗上展现了令人惊奇的疗效。然而，免疫制剂在使用过程中也逐渐地显示出其特点，如免疫制剂的使用越早越好，其使用也有它的适宜人群等。随着临床治疗用药的不断扩展，很多实际的问题也被提了出来。众所周知，恶性肿瘤患者往往免疫水平低下，加上手术、放化疗等治疗手段带来的损害不断加重，患者常伴有不同部位、不同程度的感染。部分感染甚至可以威胁患者的生命安全。那么问题来了，在应用免疫制剂的时候可以使用抗生素吗？会不会影响免疫治疗的效果呢？

今天，我就给您介绍一个有数据支持的研究结果，事实证明：免疫治疗前应用抗生素对免疫治疗的疗效可能带来负面影响。

2018 年欧洲肿瘤内科学会上就公布了一项这样的研究结果。他们观察了部分肿瘤患者，在使用免疫治疗前 30 天曾经接受过抗生素的治疗。结果表明，接受抗生素治疗的患者其疾病进展风险明显增高，患者的临床生存获益时间也被缩短。这也就是说，近期使用抗生素会降低患者使用免疫制剂的治疗效果，对患者的生存获益不利。如此直白地说，那就是花钱却办了坏事。无独有偶，2019 年 JAMA Oncology 杂志上也发表了一篇相似的文章，这样的研究结果又一次被验证了。在这项研究中，还提示了另外一个结果，那就是在免疫制剂使用过程中，如果患者出现了感染，而使用了抗生素则对免疫治疗的疗效及生存期没有太大的影响。

面对着这样的研究结果，临床学家认为这个可能与抗生素在免疫制剂使用前破坏了菌群生物学行为有关，尤其是与肠道菌群的破坏有关。应该说，肠道菌群与机体免疫状态有着密切的关系，广谱抗生素的使用最直接的危害就是破坏肠道菌群生态系统，损害免疫 T 细胞对抗肿瘤的有效性。

这样的一个研究结果似乎也为我们打开了另外一扇增加免疫制剂效果的研究方向和治疗手段，那就是可以通过进一步深入地研究人体自身的菌群状态，综合考虑、分析免疫制剂、肿瘤微环境、肠道菌群等之间的有利因素，从而达到指导临床朝着有益于免疫治疗疗效的方向用药，改善患者预后，最大限度地避免不良反应的发生。

26. 坦然应对，还需要有一个大心脏

老黄是一位局限期小细胞肺癌的患者，根据他的病情，我们科室在半年左

右的时间里为他实施了包括化疗、放疗在内的治疗。老人家和家属也是极其配合，治疗的效果自然也是十分满意，肺癌病灶的治疗效果也达到了临床痊愈。按照接下来的计划，就是要为老黄实施"预防性脑部放射治疗"，这也算得上是最后的功德圆满。没有想到的是，就在进行治疗前评估的时候，核磁共振检查发现脑部有了微小的转移灶。面对这样的结果，预防性的脑部放射治疗变成了脑转移的治疗。

说起预防性脑放射治疗，其实施的主要原因在于小细胞肺癌的生物学特征。应该说小细胞肺癌是一种极其特殊的肺癌类型，早期、广泛性转移是小细胞肺癌的主要特点。很多小细胞肺癌患者在疾病的早期就发生了转移，其转移的部位最多见于肝脏、颅脑、骨骼和肾上腺。对于小细胞肺癌脑转移而言，其转移的发生率可以达到80%左右，有症状的脑转移可以达到50%以上。即使是在完全治愈的局限期小细胞肺癌患者中，此后2年内发生脑转移的概率也可以高达80%。这也正是实施预防性脑放射治疗的主要目的，这就如同在耕种庄稼之前需要提前使用除草剂一样。

目前，对于预防性脑放射治疗技术的实施具有严格的条件限定，即除了限定为小细胞肺癌局限期以外，还有一个重要的条件就是通过综合治疗以后达到完全缓解（治愈、CR）的病人。这个完全缓解的标准就是疾病完全获得了控制，没有了病灶的病人。做脑预防照射就可以提高整体的生存率，也可以降低脑转移的发生，但是这样的治疗还是会对颅脑功能产生一定的损伤。但是，这个相较于生存情况而言还是利大于弊的。

对于老黄来说，颅脑中出现了微小转移灶，其治疗上需要实施治疗性的脑放射治疗，也就是有目标的直接治疗。在治疗部位、范围、照射剂量、治疗时间等内容上，两者之间没有很大的区别，唯一的差别只是治疗目的的变化。应该说，及早地发现颅脑转移，并实施有针对性的治疗还是可以达到肿瘤早期发现、早期诊断和早期治疗的目的。只是在应对心态上还需要那么一点点的"大心脏"。

27. 不要瞒着我，其实你不懂我的心

2019年8月，我接手了从消化内科转移来的一名胰腺癌晚期的患者老张，今年50岁，他的核磁检查是这样的：

胰腺明显肿胀，整个肝脏布满大大小小的转移癌，就像一把沙子撒在上面，

已经没有好的地方了，真有点密集恐惧的感觉。看到这个片子我还是很惊讶的，因为老张还比较年轻，人也挺精神，想不到已经这么严重了，如果不治疗，预计生存时间也就只有几个月了，看着片子我叹了一口气。

"医生，我的病还能治吗？"老张殷切地望着我，"听说胰腺癌是癌症之王，如果我的病没得治，请你给我减轻痛苦，让我安乐死算了。"他的眼神充满着看破生死的坚决。

如果你是他的主治医生，你会怎么回答他呢？

①病人本人有完全的知情权，直接把所有实情告诉他。②把实情告诉患者家属，隐瞒病人，告诉他没有问题，只需要简单治疗。③告诉患者部分实情，诱导患者配合治疗，将实情告知患者家属。

选择①，患者由于承受巨大的压力，可能非常绝望而完全放弃治疗，但也有患者主动要求知道全部实情。

选择②，患者暂时会非常高兴，但是后续治疗能不能配合是个问题，而当病情进展后，患者最终发现病情时可能会怪罪医生，甚至告上法庭。

选择③，相对履行了对患者告知病情的责任，促使患者积极配合治疗，以得到最好的效果，同时依据患者的承受能力，对病情有所保留，选择在合适的时机再进一步说明，也体现了对患者的一种保护。

经过半个小时的病情解释，老张最终同意尝试化疗。

一说到化疗，在许多人的认知里是非常痛苦的治疗方法，整天恶心呕吐，吃不下、睡不着，还掉头发，损伤身体，杀敌八百自伤一千。的确，化疗药物是有副作用的，但是对于晚期癌症患者，化疗很多时候又是一种最有效的选择。

随着科学发展，时代进步，现在已经有很多非常好的药物，副作用非常轻，效果更好，还有很多辅助药物，极大地减轻了患者的不良反应，让患者能够顺利、甚至轻松接受治疗，而这在过去是难以想象的。

幸运的是，老张的治疗非常顺利，副作用只有食欲差了一些和便秘，通过普通的对症治疗都能改善，6个周期的治疗后他的肿瘤可以说减少了90%以上，后续再给予维持治疗，半年过去了，现在老张的状态保持得非常好，人也长胖了5千克。

通过老张的病例，我想说，对于晚期癌症患者，这是非常不幸的事。但是治疗方面还是要以医生的专业意见为主，多听取医生的建议，因为普通人并不具备专业的知识，道听途说的意见、网传的案例的参考意义非常有限，常常不具有针对性。

诚然，医生也不能百分之百做出最正确的判断，因为癌症本身很复杂，还有很多个体因素，而恰恰是因为医生具有最先进的专业知识，医生所考虑的事情常常才最符合患者的利益，至少在健康方面是如此。

晚期癌症患者病情的好转是非常不容易的，需要患者、医生、家属的十二分努力，需要患者、家属对医生充分的信任。而医生也会想方设法给予最专业、最有针对性的治疗方案，这常常不单纯是医学专业的知识，很多时候还需要有社会、心理因素方面的考量。即使是平时和患者交流病情这种最普通的事情，如果没有掌握好方法，患者很有可能对医生失去信任，对自己战胜疾病失去信心，而放弃相关的治疗，最后疾病迅速恶化，这是非常可惜，也是医生最不愿意看到的事情。

28. 安宁疗护，一个不容忽视且需被重视的问题

"我不想知道我是怎么来的，我想知道我是怎么没的。"

这是范伟在小品中最为经典的台词之一，其实，从另一个方面，也反映出人们对于死亡的认识和重视程度。正如有生就会有死一样，这是一个谁都无法摆脱的现实，在这样的一个过程中，结局已经确定的情况下，我们大家似乎应该更加关注它的过程。对于恶性肿瘤患者而言，即便是那些可以长期存活的人群，死亡也是一个不可避免的话题，也是一个最为真实的话题。大家在追求疾病诊疗延长生存时间的同时，还会极其关注如何使得自己的生命活得更加有质量和价值。这些对于那些中晚期肿瘤患者显得尤为重要。

1987 年，英国批准和建立了第一个专门的姑息医学专业，并且提出了"姑息医学"的概念，这样的一个专业主要是针对那些罹患活动性、渐进性、预后有限的晚期疾病的患者，对他们进行研究和治疗，关怀照护的焦点就是生命的质量。到了 1990 年，世界卫生组织（WHO）提出了"姑息关怀"的实用定义，即"对那些所患疾病对根治性治疗无反应的病人，进行积极的、整体的关怀照护"。镇痛，控制其他症状和减轻精神心理、社会的创伤，缓解宗教的困扰是其主要的宗旨。姑息医学的目标是使病人和他们的亲人尽可能获得最好的生命质量。姑息医学的许多方面也适用于配合抗癌治疗病程的早期阶段。这样的内容其实是对"姑息医学"概念的扩展和解释，其主要的要点自然也包括：维护生命，把濒死认作正常的过程；不促进也不拖延死亡；提供疼痛和其他痛苦症状

的缓解服务；整合精神心理和宗教的关怀为一体；提供支持系统，以帮助病人尽可能积极地活着，直至死亡；提供支持系统，以帮助家属处理病人患病期间和他们自己的居丧事务等。

随着时代的变化和观念的转换，2002 年，WHO 对姑息医学的定义重新作了修订，确定姑息医学是一门临床学科，通过早期识别、积极评估、控制疼痛和治疗其他痛苦症状，包括躯体、社会心理和宗教的（心灵的）困扰，来预防和缓解身心痛苦，从而改善面临威胁生命的疾病的病人和他们的亲人的生命质量。如此的新定义也使研究的内容进一步得到了丰富和发展，主要包括：提供疼痛控制及其他痛苦症状的临床医疗服务；维护和尊重生命，把濒死认作一个正常的过程；既不刻意加速死亡，也不拖延死亡；整合病人的精神心理和宗教的姑息关怀为一体；提供支持系统，以帮助病人尽可能以积极的态度活着直到死亡；提供支持系统，帮助家属正确对待患者的疾病过程和他们的居丧；应用团队的工作方法满足病人和他们的亲人的整体需求，包括必要时的居丧服务咨询；增加生命质量，也能够有效地干预疾病的过程。应该说这样的工作不只是在疾病的终末期实施，也适用于疾病过程的早期，联合应用其他积极的延长生命的治疗，如放疗和化疗，包括所需要的进一步检查，来评估和治疗痛苦的各种临床并发症状。

近年来，医学诊疗理念也在发生着不断的变化，观念的更新以及社会的进步，原本采用的"姑息医学""临终关怀"等概念和理念越来越不能适合目前社会、观念、理念以及临床的需要与发展。对于临终关怀和姑息医学的理念和内涵也亟待改进与发展。近几年来，新加坡、日本、英国和中国台湾等地的学者，在此领域进行了大量的工作，并进行了部分开拓性的思路和理念的转变，将姑息医学、临终关怀等理念逐渐向安宁疗护进行转化，并逐渐得到大多数人的认可。这样也使得 WHO 将安宁疗护逐渐进行了定义修订。安宁疗护在实施中特别考虑到"躯体、精神心理、社会和灵魂"（简称为"身、心、社、灵"）的需求，是对于老年病、慢性病和危重病人，从确诊开始就实施的全程照护和对症治疗。

好好地生活、离世及哀悼，使得人们在有需要的时候，随时随地都可以获得高质量的安宁疗护，这些都是人性的体现。安宁疗护适用于任何需要接受专业护理的生命受限的病人，包括恶性肿瘤、慢性病、脑退化等退化性疾病。安宁疗护是真正的"以病人和家庭为中心的治疗"，属于"全能型安宁疗护"，通过预测、预防和护理来优化生活质量，帮助患者及家人做出关于护理和生活质量的重要决定。安宁疗护服务是以全人护理提供全面的照护，旨在提高个人及其家属和照护者的生活质量，无论在患者患病期间还是离世后，帮助患者提前制定计划、决定对护理和其他安排的意愿，包括护理建议、设备的提供、喘息服务、照顾者互助小组和心理辅导，为家人及照护者提供支持，还可以帮助其寻求经济援助和一些其他资源信息。